身心照護的芳香療法

香氣旅程

何佳宴

FLORAL NOTES

ORIENTAL NOTES

FRESH NOTES

目次

推薦序

用心

財團法人天主教靈醫會會長　呂若瑟神父

有機會認識佳宴是在多年前，她主動表示願意每星期到聖母醫院為我哥哥呂道南神父無條件的服務，那時候深受感動，也看到哥哥的進步。

當我發現我的腳有些問題導致行動受限時，唯一的想法就是希望佳宴也能幫忙我，從那時開始相處，讓她為我服務，也深刻感覺到對我的幫助真的很大，因此建立很好的關係。

二〇一九年，我興建的一座鄉下的丸山天主堂要過五十週年紀念時，當時教堂很髒亂，佳宴及她的先生主動表示願意幫忙我整理教堂。所以就開始每一個星期假日無條件的從台北帶油漆師傅來到宜蘭鄉下，仔細粉刷教堂內外及耶穌像，連牌樓最高點的耶穌像也爬上去處理，使得教堂煥然一新，活動也因為她的付出更加順利，這種奉獻的精神可佳，且令人敬佩。現在她每個星期也會從台北專門為我進行芳療，真的很令我感動，我想，我永遠都不會忘記。

推薦序

神奇之手

羅東聖母醫院安寧病房　林春蘭護理長

「她」是位讓人想更了解她的人，心思細膩、講話甜美，臉上總是笑容滿面，呵呵地笑聲讓人印象深刻，總是為著他人需要而設想，貼心到讓人讚不絕口……，還有堅強的意志力，可以甩掉身上四十公斤的體重，妳一定會很好奇這是一位什麼樣的女子吧？可從《香氣旅程》的字裡行間慢慢去認識「她」，也邀請您一起輕輕地走進「她」的生命中來探索這美好的一切。

認識「她」已有數年之久，也有多次的合作機會，剛開始是從聖母醫院同事口中推薦她的同學是一位精油老師，想到安寧病房來為病人們服務，當下馬上回應：當然好啊！沒多久「她」就開始來安寧病房為病人們作精油按摩及芳香療法，看到病人們在「她」的照顧中，臉上露出甜美的笑容，有的甚至靜靜的熟睡了，心中明白「她」擁有一雙神奇之手，可以好好來善用。

某年聖誕節前夕邀請「她」一起去居家安寧為病人服務，病人是一個老師。出發上車前看「她」手提著三層點心盤（心想又不是去喝下午茶），到家中才知道原來是要放置精油瓶的，真是別致的裝飾，讓人眼睛為之一亮。當天幫瘦弱的老師做背部輕柔按摩，不到十分鐘老師就睡著，當下的我心中吶喊著：太神奇了！老師醒來後，整個人表情放鬆許多，「她」還特地準備聖誕禮物送給老師，真的好貼心喔！我們還一起開心合照，度過一個難忘的聖誕前夕，回途的路上內心滿滿的感動。

還有好多感動的故事，可能要寫上數十頁，提醒自己；我只是寫序言，開點門即可，書中精采的部分，再邀請您，一起來好好細細品味。

推薦序

柔軟

國際漢方芳療學院　林君穎院長

初識佳宴是在新竹工研院的芳療講習課程，她遠從萬里來上課。給我最深的印象是她像海綿一樣，非常好學。那天恰好只有我一人擔任講師，沒有同事同行，佳宴熱心的幫了我不少忙。她的熱心與迅捷的事務能力讓我印象深刻，也開始了我們的師生情誼。

她有一雙獨特的手，溫暖而厚實，撫觸柔軟而且細心，果然她成為許多人的祝福：從醫院的失智長者到安寧療護，從啟智中心的小天使按摩到親子課程，從羅東到澎湖……。這本香氣旅程，記錄了她這些年的芳療點點滴滴。精油的香氣與療癒力量，從她的巧手愛心傳送給許多家庭，也重拾許多久違的笑容！書中的每個生命小故事，都發人深省，精油的調配也都值得芳療學習者參考。

我特別喜歡〈柔軟的探索〉，她寫到：忙碌賽跑的生活，頑固習慣的緊繃，步步走近的探索，回到包覆的溫柔。文章中她的香氣行旅是愛與香氣的交響詩，是嗅覺與撫觸的協奏曲。芳療果然是愛的旅程，無論您是芳療的喜愛者，或是生命的追尋者，佳宴的香氣旅程邀請我們同行，一起來吧！

推薦序

溫柔的羽翼

部立桃園醫院安寧病房　黃美惠護理長

醫護人員習慣或因養成教育使然，常制約科學且邏輯地，將人依照生理解剖、實驗診斷、疾病營養、流行病學、病理、藥物……認真「照顧」、「治療」，七年前進入安寧病房，擁有多年內外科與重症護理經驗，加上一年內持續馬不停蹄地研習，熱血地期望能完成善終善生，生死兩相安的目標（醫護人員照護計畫一定要有可衡量的目標）；但是，一次又一次面對哀傷不知所措的家人、甚至不知所措的自己（光是承認自己面對病人不知所措這件事就很難了），才發現「by nature」原來是最難的，面對臨終，如果不拿出全套急救設備，除了藥物、言語，還能做什麼？

在一次同學會遇見了曾使用芳療控制女兒癲癇的同學，開啟了「嗅覺」之旅，聽她描述著「氣味」如何連結生理與心理，透過刺激反應與詮釋，似乎有藥物與行為治療般的效果。在查閱文獻（醫護人員講求實證）過程中肯定了五感中常忽略的「嗅覺」。接著在安寧病房迎來第一個母親節，為了對臥病與陪病的母親們表達關懷，我提起了同學的經驗，透過熱誠的社工第一次見到了佳宴，在一群芳療師當中特別顯眼的一位。渾圓的體態、愉快的嗓音、白框眼鏡，給人輕鬆舒坦的感受，像極了五月柔軟的陽光，我們的安寧病房像是在早晨開窗，迎來溫暖的陽光。

接著，佳宴每週舟車勞頓地來院提供病人及家屬芳療照顧，開啟「嗅覺」，以香氣陪伴、引導陪病家屬以香氣開啟話題，處理情緒，甚至攜手放下怨懟訴說愛。漸漸地，生命末期的悲悽淡了，其他單位工作人員踏入安寧病房時，常好奇地問：「咦！好舒服的香氣。」「你們這裡好舒服。」是呀，安寧應該是好舒服，不是嗎，當我們進入某個陌生空間，第一個感受的是「氣味」吧，氣味入人之深，從後續單位開始進行臨床護理師基礎芳療培訓，常規末期病人芳療運用，並推及運用芳療舒緩護理人員壓力可見一斑。

佳宴是位柔軟又堅定的芳療師，每一次的芳療照顧或教學，都成為一篇文章或詩詞般的紀錄，醫護人員的照護有醫療紀錄，佳宴芳療師的紀錄除了照護方式個案的反應，在字裡行間更感受到觸動心靈的故事，藉著香氣與撫觸直入心靈，而這些故事的回顧在在展現「人」最柔軟的本質。

醫療上的視、聽、觸、扣、望、聞、問、切不過是手法，人的生活是食衣住行家庭、人際、個人價值……；生命接近終點，即將回歸自然進入下一個旅程時，陌生的藥水器械應逐漸退場，個別的生命歷程才是構築「人」的元素，讓我們以芳療撫觸，開啟嗅覺與觸覺，乘著香氣的翅膀回到最柔軟的內在。

推薦序

「愛」的生命旅程

南澳弘道仁愛之家院長　楊廷芬院長

《香氣旅程》是佳宴芳療師環島的芳療紀錄，其中有著不同生命的剪影，拼貼述說從出生到臨終的許多生命故事，佳宴藉由芳香媒介療癒每個身心受傷的身心靈。儘管她只是一位普普通通的芳療師，但是卻由她小小的想法，藉由她所學實際服務於身心障礙者、嬰兒、安養長照機構的老人及安寧病房，她走遍全台相關機構，即使沒有收費但仍甘之如飴，而且行之多年，從不倦怠。

這些受療癒者，非社會頂層人士，而全都是老弱族群，沒錢沒勢，芳療對他們來說可是奢侈品，在他們世界中是不存在的，但佳宴卻一次一次地，拖著她的行李箱帶著滿滿的正能量及熱情去做每次的服務，也許只要獲得一個笑容就讓她感動滿滿的

「下次再來」。

佳宴也知道機構的老人很多都是中低收、遊民，不只是每年冬天來臨前贈送護膚紫草膏讓經年乾裂的皮膚受到滋潤，還幫老人家調製獨特精油舉辦募款義賣活動，一切籌畫及精油材料都是由她提供。

安寧臨終病人更是她的所愛，雖說佳宴工作如何的忙碌，但她喜歡駐足在這，每個接受她芳療撫觸的病人，不是在焦躁中慢慢熟睡，或從痛苦中獲得淺淺淡淡的會心一笑，佳宴像是魔法師一樣，也融化冰硬的心，在無形中拉近安寧病人的家人的關係……

這次佳宴集結她運用芳療跑遍全台許多機構共五十多篇芳療體驗，不但不藏私的教導芳療的基本調配方法，也以實務運用在不同人身上的療效，是值得推薦的一本芳療實務運用的書籍，亦是充滿愛及正能量的故事紀事。

推薦序

香氣曙光

黛田國際芳療學院　英國IFA國際芳療認證校長　鄭雅文

人生路途漫漫，總得歷盡千帆才暮然回首人世的無常。臨床在長照或是安寧照護裡，總上演著一幕幕竭盡維繫生命的護持，且牽動著一個個家庭的故事，其莫大壓力不僅只是患者之於病況的痛楚，還有那對於未知的無助與深怕閉眼就是永別的恐懼，和對其同樣身心俱疲的照護親屬難以表達的深深歉意。在生命的各個環節，通常有著不同的期盼與需求，而芳香照護的協助即得以成為賦予身心舒適並滋養生命意志的養分，透過大自然植物馨香的引領與撫觸按摩的給予，釋放被病痛折磨與為生活憂煩的緊滯，更收攏生命的本質且凝聚了親情的力量。

深深感動佳宴勞心費力地為著這群在社會各個角落的人們，帶來絲縷遍布的溫柔曙光，讓他們在人生的不同旅程裡得以憑藉香氣感動生命的美好，以輕撫碰觸鏈結情感覺察與交流，讓走到人生旅程末端的人能夠和心愛的好好道聲再見，好讓遠行和留守的人們可以珍重且彼此不留遺憾。

自序

用芳療的溫柔，表達愛及感謝

芳療植物精油的美麗，繚繞香氣的地方，這次不是置身舒適裝潢的ＳＰＡ館，而是在病痛照護的醫院。我是芳療師，擅長用嗅覺和觸覺，藉由精油的植物傳遞，讓人更放鬆、更親近自己及家人。在香氣旅程裡，將芳療應用於需要照顧的臨床，從老人照護、安寧病房、呼吸照護、兒童早療、啟智中心等。

陪伴著這段生老病死旅程的是迷人的植物精油香氛，因為這段芳療香氣旅程，老天賜福，讓我從死看生，從照護生命看到自己的迷途，從迷途中藉由所學的芳療植物智慧，開始照顧自己，讓自己變成能好好走上旅途的人。覺察很難，真的很難，那是什麼呢？就是，在從小到大磨練吃虧生存的已成形模式，在一連串生活習慣面對的所有標準化規則，在許多發生重複又重複發生的人生選擇裡，找到更適合當下的情境，更了解現在的自己，更明白改變的可能，更透徹習慣的輪迴，之後，覺察重新調整的那一步。為生命的奇妙之處深深的感動著，除了珍惜擁有的一切，也柔軟的照顧著這些，更貼心的關懷著所有體驗。

芳療，藉著我們的五感感官，回到嗅覺，精油的植物特色和香氣，以及觸覺撫觸按摩，回饋彼此的正向互動。療癒的過程中，看到很多的提醒；有操勞的身體，強悍堅硬；有壓抑的身體，吐出真心；有疲憊的身體，淚流釋放；有勞累的身體，一下沉睡，每每個案們的改變和回饋，都繼續的支持著我，在芳香美好的道路上繼續努力。芳療除了照顧病人不穩定的身心，減少疼痛、沉靜心靈，更能陪著照顧的家人，那個不捨失落及不安惶恐的心。讓植物香氣在病房傳遞著，照顧著身體，穩定著情緒；讓撫觸按摩陪伴著病人與家屬，溫暖親情與愛的表達。

醫院應用芳療舒緩安定效果良好，謝謝醫院信任，以及楊副院長、林護理長的支持，我們在羅東聖母醫院的安寧病房做研究論文，用感官的觀察來看芳療的應用，所以用了觸覺和嗅覺的感官照護。主題是「撫觸介入安寧治療患者與甜橙油相比的生理效應」。更於二〇一八年得到世界衛生組織HPH大會邀請，於義大利年會發表論文。在專題中，我們把兩個感官獨立，一種用單純無味按摩油觸覺照護按摩，一種用甜橙精油單方嗅覺薰香，兩種方式，照護病人三十分鐘，做了二十四小時的觀察，發現兩種方式提升病人的舒適度，而且可以持續二十四小時。可見無侵入性芳療照護的療效。

芳療植物的療癒有著它特別的地方，將精油濃縮萃取的植物藥理性能靈活應用在生活中，對於人體的好處不僅僅是芳芬的氣息，還有各種植物芳香分子在體內的改善作用，無論是排毒水腫、便祕改善、幫助消化、女性內分泌失調、免疫功能的加強等等研究都有很好的表現。使我們心情放鬆，改善偏頭痛、失眠、沮喪，抗憂鬱。還可增加腦部活力，改善老人健忘，預防感冒、鼻塞咳嗽等。尤其與其他方式不同的是，精油香氣是它的極大特色，感官世界嗅覺的美好感受，和大腦中的情緒與記憶又受著它的影響共生共存著。而且芳療的應用更與生活習習相關，無論是夏天的防蚊液、冬天的護膚膏；美容的保養品、洗澡的沐浴精；客廳的清新感、臥室的芳香等，都是我們能應用的範圍。

在芳療的觸覺應用上，撫觸按摩之所以有療癒作用，這和大腦中的催產素荷爾蒙有很深的關係。撫觸時，大腦會促進分泌催產素，具體來說，有降低心跳、血壓、減輕不安等抗壓效果，並強化免疫系統，這些都能讓我們身體更加舒適。

觸覺撫觸的按摩中，有一個更珍貴的情感連結，我喜歡教親子按摩，尤其是年長的親子之間，幫爸爸媽媽按摩。教學中，大家慢慢在感受不一樣的感官享受。親人們用心的按摩，加上深緩的手感，讓人與人更加靠近，那是心與心的相惜關懷，用不同的方式傳遞著愛。無論在老人照護或是安寧病房，磨難的不只是病人，另外一個需要安慰的是家屬，疲累又心疼的歷程。植物香氣在病房傳遞著，照顧著身體，穩定著情緒，撫觸按摩陪伴著病人與家屬，溫暖親情與愛的表達。

生病需要照護，醫護人員非常用心，讓病人更舒適，讓家屬更安心，甚至讓家庭們找回愛。焦慮不安的時刻，傳達流動情感連結，而人們習慣用他原本會的老方法，特別是僵固無法活化的關係，我們常看到並覺得可惜：

明明就很關心，卻只有默默無語的站在旁邊；

明明就很心疼，卻是用言語碎嘴的提醒叨唸；

明明就很受傷，卻假裝堅強用力的頭也不回。

用芳療的柔軟，學習用其他方式表達感謝及愛，讓家人們彼此試試看。在醫院遇到的每個叔伯阿姨們都是老師，他們讓我知道，感官的撫慰能給人很大的安定。而應用嗅覺與觸覺讓我知道，人生真的很短，愛的表達要明確、要即時。感謝的話要常常講，並要勇敢面對自己的人生。書中記錄著在芳療照護過程中發生的故事及配方應用，無論是安寧病房、老人照護、早療孩童、啟智學童，一直到親子按摩、自我照護、專業進修教學，都讓我們知道不同柔軟、不同療癒方式的美好。

我們有著五感，聽覺、觸覺、嗅覺、味覺、視覺，每一種感受，都是生命中很重要的經歷和回憶。可惜的是，忙碌、壓力、工作、家庭等等原因，使得我們愈來愈麻木，接踵而來的就是無法放鬆、不安、身心疲憊，忘了自己的感受，忘了情感的連結，甚至忘了對所愛的人表達關心。讓我們深呼吸，放慢腳步，重新為自己開啟更好的生命體驗，在感官世界的帶領下，回復到身心療癒的美麗放鬆，並勇敢表達自己的愛與關懷。

前言

芳療感官的美好世界

感官的傳遞，讓我們有不同的記憶及感受。這五感的體驗，在生活中隨處可見，也常常影響著我們的思考、情緒與選擇。視覺有紅色豔麗，黑色神祕；聽覺有爵士風韻，奔放嘻哈；嗅覺有沉穩雪松，花香茉莉；味覺有酸嗆泡菜，鹹香滷味；觸覺的柔軟安全，安撫放鬆。

芳療特別迷人的地方，就是能讓人的五感感官中，較少學習經驗的觸覺及嗅覺，重新刺激啟動，讓身心更能自在放鬆。還記得到澎湖惠民啟智中心做芳療照護，為小天使們按摩，點上芬芳精油讓他們心情放鬆，撫觸按摩讓他們身心與肢體微笑回饋。啟智中心的老師說，其實這群天使們，對陌生人是很有防衛心及不安全感的，而藉由嗅覺及觸覺的刺激，馬上讓他們身心更平穩安逸，輕鬆舒適。在安寧病房服務時，進行芳療薰香、按摩，讓他們呼吸逐漸平緩、腳部腫脹改善、手部活動更靈敏，最重要的是，好久不見的笑容又浮現。

芳療最容易讓人眼睛一亮的是「香氣嗅覺」。陽光十足的甜橙，清新舒暢的檸檬，安定沉穩的檜木，涼爽降溫的薄荷，迷人花香的玫瑰，紫色花海的薰衣草……都是我們熟悉的味道。嗅覺十分重要，臨床上失去嗅覺容易引起憂鬱症，甚至嗅覺神經退化是失智症、巴金森氏症等大腦功能疾病的初期徵兆，美國麻州綜合醫院和芝加哥大學都曾做過研究，發現低成本、非侵入性的嗅覺檢測，可說是有效判斷失智症罹患風險的良好評估方式。

所有感官中，嗅覺接收器在鼻腔內，是唯一外露的感覺神經，反應最直接。而且嗅覺是五種感官中唯一不經過中途站視丘，直接到杏仁核，將刺激傳到大腦中，並與海馬迴緊密連結的感覺傳遞。大腦裡處理嗅覺的部位，就在杏仁核和海馬迴旁，杏仁核管理各種情緒，而海馬迴則管理長期記憶，包括過往情境以及空間的感受。

嗅覺與大腦中負責情緒、記憶與行為的邊緣系統有部分連結，人類大腦中有七五%以上的情緒，都是由嗅覺激發，當我們聞到某種氣味的同時也會觸動特定的記憶與情緒，例如聞到薄荷就會覺得清醒。失去嗅覺的人表面上看起來很正常，但是他的生活品質卻全都改變了，再好的美食，聞不到香氣時味同嚼蠟。氣味會影響情緒，而情緒會影響行為，這是我們很少學習到的。更有趣的是，嗅神經是全身唯一定期更新的神經元，約四~八星期更新一次，意思就是失去的嗅覺還有機會回復。這個訓練運用在幫阿公阿嬤做芳療學習課程時，也體驗了不少他們恢復味道的生活舒適感。

另一個芳療照護的迷人感官——觸覺。在東方社會中觸覺的傳達，在我們的教育文化上似乎比較陌生，尤其是越年長的叔伯阿姨們。事實如此，不要懷疑，好幾對老夫妻的答案是，上次牽手，是五、六十年前，結婚當天的時候。

觸覺很特別，你知道嗎，觸覺是寶寶第一個在媽媽子宮發展的感官，是最早出現的感覺，媽媽懷孕十周起，能觀察到他們觸摸自己或子宮壁的行為。寶寶就可以開始感知觸摸，也是人體分布最廣、最複雜的感覺系統。它分布於全身皮膚上的神經細胞接受來自外界的溫度、濕度、疼痛、壓力、振動等方面的感覺。通過觸覺傳遞給大腦的訊息，對情緒發展也有重要影響。

還記得孩子不安穩時，給予輕柔的安撫，就能產生安全感，不僅情緒比較穩定，注意力也比較容易集中。另一個有趣的觀察點在大體室，就算是軀體，沒有任何血氣與溫度及生命，禮儀師的溫柔換衣，那個身軀都會柔軟起來。觸覺，超乎我們想像的緊密與貼近。

自古以來，按摩在醫療上扮演的角色，從春秋戰國時期開始，即有歷史記載其應用按摩醫療的案例。在西方，醫學之父希波克拉提斯（Hippocrates），也在西元前五世紀，首先描述按摩在治療上的重要性，認為按摩是一種治療性的介入。在芳療中，照顧觸覺的感官，常見的方式是透過按摩，撫觸療癒感官世界觸覺的美好感受，它能使身體活動趨於緩慢穩定，達到神經鬆弛、壓力減輕、肌肉舒緩的效果。尤其是被所愛的人輕柔地撫觸或按摩，不僅可以減輕疼痛、舒壓、解鬱，還能使彼此關係更緊密，對於心理療癒有很大的幫助。已有多篇研究證明可穩定病人情緒、促進嬰幼兒發展、改善睡眠、改善自閉兒行為、減少青少年暴力行為、改善過動兒問題等。

重新覺察到觸覺的奇妙，讓我想起一本書，《感官之旅》，裡面有一段文字是這樣寫的：「再怎麼輕微的撫觸，輕微到完全遭到忽略，也不會被潛意識的心靈放過。」

對我來說，用按摩，就能感覺別人，有時，個案好累、傷心、睡不著、需要人照顧、喜歡愛的感受……在分秒的時間中，能體會並安慰到一個生命，相互的心都會變得柔軟，有彈性。同時，更能面對生活忙碌不停的種種壓力、病痛無法言語訴說的種種負荷，適度放鬆，好好體會人生路途的不同風景。

當耳朵關起來的時候，我想大家多少都有這樣的經驗，用語言已經無法溝通的時候，試著，把關心和愛，用觸覺來表達，只要握著手，就會是一個好的開始。如果，你有個很在乎的家人、朋友，不知道如何表達，握握他的手，用另一種方式，表達你的關心，體會看看不同的溝通方式，柔軟彼此的心。

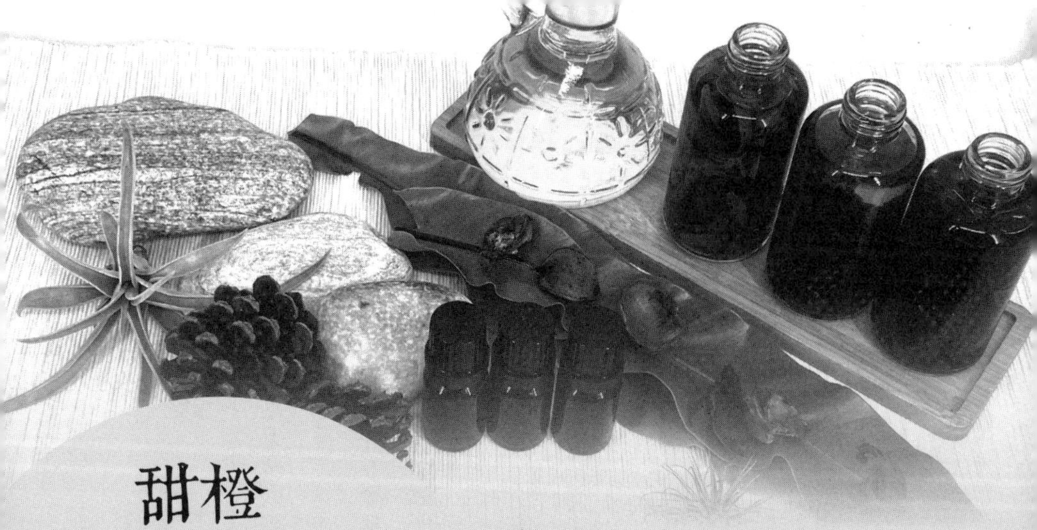

甜橙

陽光揮灑著，
金黃搶眼果香活潑的跳躍，
鬆動了堅固城堡的門，
打開了倔強固執的心，
觸動了沉悶糾結的人，
呵護著孤獨脆弱的靈魂。

■精油名稱：甜橙

■植物學名：Citrus sinensis

■香氣特徵：甜橙甜美溫暖的果香，讓人感受開朗與輕鬆活潑的心情。

■精油小百科：甜橙，讓人有著放鬆的心情及消除緊張感，飽滿香甜的能量，給人陽光般的好心情。在面對生活的不確定性、焦慮、負面情緒時，能給予支持。具有抗菌、激勵免疫系統、舒緩消化，果香氣息可以改善食慾不振、促進消化，改善脹氣促進淋巴的循環。

呵護

思著悲歡離合陰晴圓缺，
想著記憶回顧片段隱約，
念著不捨點滴歷歷眼前，
盼著一切平安圓滿一切。

陽光洋洋灑灑進入靠窗的那張病床，五個家人在房間裡陪著阿嬤。氛圍與陽光形成對比，我想，此時此刻每個人掛心的，都是同一件事，希望阿嬤能給他們一點回應。

進病房前，護理師說：「昨天開始情況不太好。今天很多家人都來陪著阿嬤。」看著阿嬤的臉上沒有任何表情，身體溫溫的，肝癌末期的她一直昏睡。所有的人也不知道還能做些什麼。每個人都看著芳療師的我能幫什麼忙。說明來意後，我邀請著，誰可以跟我一起幫阿嬤按摩，美麗的小姊姊，是她的孫女，馬上靠到我身旁，要一起幫忙阿嬤。那就讓植物的照護進入這個空間，芳香的美好療癒開始按摩。

我和小姊姊說：「好的，我們要慢慢的哦，手溫柔的貼著阿嬤的手，為她按摩。」先是教著小姊姊怎麼做，怎麼讓阿嬤能再舒服些。小姊姊很細心，學得很快，就這樣，不疾不徐的，溫潤柔和的照護著。大家看著我們兩個用芳療照顧著最愛的阿嬤。當我們按摩到頭部的時候，小弟弟也想幫忙，我教著他，幫阿嬤按摩頭。頭部的按摩，我們用手輕輕撫著順著，那就像小時候乖乖時被大人摸摸頭的安全感，慢慢的順著疼著他所愛的阿嬤。

就在此刻，旁邊的阿姨說：「阿嬤有回應了。」阿嬤的眼睛開始想要睜開，嘴角開始有笑容了……。阿嬤知道，大家都還一直陪著她。阿嬤的暖心回應，家人們非常開心，看著我看著彼此，他們更認真的看著按摩，學著另一個陪著阿嬤的方式。

阿嬤，這個角色，永遠都是孩子們最大的港灣。還記得小時候，貪戀糖果的時候，撒嬌一下，阿嬤總是讓孫子們買買買；孫子充滿危機，快要被爸媽打的時候，慌張害怕的唯一步數，就是，快快流著淚去找阿嬤的懷抱；想吃美食的時候，孫子們只要眼睛睜大無辜的看著阿嬤，她就會滿漢全席擺上桌；阿嬤更是玩具的進貨商，孫子只要看上哪一種，牽著阿嬤往雜貨店的方向，然後賴著不走坐在地上，便可以順利進貨了。這就是我們萬能無敵的阿嬤……

看著他們對阿嬤的疼惜與愛，無限的感謝，一定是滿滿的回憶。感官是溝通的好方式，人生病沒有力氣的時候，連睜開眼睛的力量都沒有，連聽到聲音的回應都很難，而觸覺就是可以讓人又再度感受溫暖的好方法。還記得嗎，我們小時候，沒有安全感的時候，都是要抱抱、摸摸頭的，觸覺的愛，在我們最脆弱的時候，是這麼簡單，又這麼需要的呵護。

試一試，幫你愛的人溫柔按摩，甜美的笑容會在嘴角邊，再度滋潤呵護著你們的關係。

呵護——甜橙＋羅馬洋甘菊

甜橙的陽光滋養形成甜香及溫和的照顧，
羅馬洋甘菊的柔和保護，
給脆弱的身心最大的支持與呵護。

甜蜜的互動

菊島豔陽溫暖心房，
父母用心學習新法，
互動交換孩子上場，
親子按摩父母享受，
驚喜連連甜蜜存檔。

好心情好天氣好多孩子的課程哦，在澎湖開親子按摩課，十分熱鬧的開始了。第一次遇到親子按摩課，來的孩子比家長多，很好，澎湖真是我們未來的希望，有一個媽媽帶四個小孩來，大部分都帶二～三個小朋友，比起台北的家庭這裡可就是無比熱鬧。

由於孩子眾多，現場惠民中心的每個老師都能和孩子搭配一組。開始按摩囉，按摩看起來不難，事實上只要稍微認真一點，也真是人人能上手，但是，能讓大家都會記得，而且，包括孩子也會，就真的是一個考驗了。

撫觸是很重要的安全感來源，有一個非常有名的恆河猴試驗，人們將小猴子和猴媽媽分開，用兩個機械媽媽替代，一個機械媽媽只有奶水全身都是硬綁綁的鐵絲；另一個機械媽媽是絨毛做的沒有奶水；你猜猜小猴子怎麼選擇，是的，除了吃奶的時候外，都一直抱著絨毛媽媽。所以我們給孩子的，除了吃飽穿暖的需求外，最重要的，要抱抱他們，常常貼近他們，這種安全感的給予，能讓他們有更好的發展。

說了這麼多，開始按摩才知道，老師的考驗來了。先是父母幫孩子按摩，有的孩子很快就自己躺著享受這個時光，看著他們滿足的神情，我開口說：「小寶貝們，覺得爸爸媽媽老師按得很舒服對不對，等一下，我們也要幫他們按摩哦，好不好。」

好啦，大人按完，真的要換孩子按了，秉持著，按摩是種情感的互動為前題，所以，孩子也會。環顧全場，孩子從三歲到九歲都有，那就開始交換讓孩子當芳療師。孩子的專業，馬上讓大人們括目相看，從上油開始，整個就是手法俐落，然後一手握著大人，一手往上推按手臂，連剛剛才教的脊椎兩側捶背也是準到不行，還有按頸部、肩膀，老師我多感動呀。

澎湖真是地靈人傑的地方。

一號阿祐師，三歲，主攻上油技巧及手臂放鬆。我們阿祐師能把自己從小腿到大腿，從頸部到肩膀通通塗得油油亮亮又香香；還有他按摩手臂溫柔專注的眼神，無論是阿公阿嬤，還是一歲的小少女，都會為他傾倒。

二號阿杰師，五歲，主攻肩頸放鬆及貼心問候。阿杰師，是本場紅牌，現場幫忙大人按摩，號碼牌不夠用的就是他。他會握著你的手，幫你按摩手臂，細細的問著你，按肩膀好嘛，慢慢的幫你捏捏，還會指導你坐好最舒服的位置才不累，這個服務和關懷，就是本家紅牌。

三號阿炘師，六歲，主攻背部按摩及加強力道服務。阿炘師，有著無限的體力，他可以按完一個大人，然後去跑一圈，再來按下一個。阿炘師最喜歡幫大家捶背，而且力度還會自己調整輕重，有節奏的頻率，讓人一下子就放鬆肌肉酸痛，還會主動詢問是否要加強，專業第一家就在這。

四號阿穎師，九歲，手頭頸肩背，整套好熟練，嬌柔小美人，服務最專業。怎麼會這麼厲害，連爸媽老師們都要學習半天，我們阿穎師，直接就一人按完「全套」，當她的媽咪和弟弟好幸福哦，一家人互相的撫觸交流，看著他們都有好多好多的感動。

現場還有好多優秀的小寶貝……看著他們學習，讓父母和孩子們眼神中有著不一樣的光芒，讓他們學會更多互動的方式和愛的表達。其實整場最開心的是我自己，因為在一場充滿甜蜜互動與愛的關懷活動中，收到四大接班人，呵呵……朋友們，你們喜歡哪個小寶貝呢。有機會也要和自己的孩子、父母按摩互動哦，那絕對會是個溫馨、充滿愛的時刻。

甜蜜的互動——甜橙

甜橙的安全香甜，是孩童精油的常見選項，有如美好陽光，帶著開心的氛圍照耀著全場所有的人。

雙手

甜香的新鮮蜂蠟，帶著飽滿的黃橙美麗，
修復的浸泡香草，結合保護的用心調配，
滋潤的綜合油品，手作細心的精緻選擇，
呵護的植物精油，護膚安眠的最佳組合，
點滴的真心協助，深入偏鄉的實地製作，
無敵的歡喜笑容，阿公阿嬤的芳療照護。

送給長輩們護膚護唇膏保護皮膚，秋冬健康舒適不再乾癢狂捉全身，這件事我們持續做了五年……

還記得小時候，一雙皺皺的手牽著我們去買糖，總是笑著應著我們的小臉蛋，阿公阿嬤就是這樣溫暖包容。輕鬆逗他們，都能有開心的回應，偶爾跟他們撒撒嬌，又是玩具進貨的日子。就算是闖了大禍，只要，躲過棍棒，穿越爸媽，適時再發出無辜的哭聲，抵達阿公阿嬤的後方，又是平安逃過一劫的時刻。阿公阿嬤們，就是我們的無敵避風港。

我們曾經是阿公阿嬤們未來的希望，想要我們快快長大懂事。長大後，他們的關心依舊，只是那雙手，我們很少去牽了，也少有機會坐在身旁相伴。

芳療照護有機會在臨床服務阿公阿嬤們，一旦老化，皮膚所面臨的會是乾癢、脫皮，甚至抓到乾裂發炎。擦乳液不夠滋潤，還一直不好，皮膚是全身最大的器官，不但會不舒服，一直抓一直癢又是傷口發炎的輪迴，看到時，心中不捨油然而生。那個陪伴我們長大的阿公阿嬤，需要時，我們就動手做吧。於是二〇一四年開始做護膚膏送給他們。護膚膏製作費工費時，但是一年藥油浸泡和芳療配方可讓阿公阿嬤更舒適。

二〇一九年時，我們更是繞了台灣一圈，選擇載著大家的關心出發教學，走了六十多個鄉鎮，帶著材料教學。讓參與的兩千多位阿公阿嬤自己動手做，最終成品贈與七十多個單位，八千多瓶的愛心護膚膏順利送達。花了快二個月的時間直接教學，讓阿公阿嬤們熟絡而且使用更順手。

一方面，教阿公阿嬤們怎麼應用護膚膏。

二方面，材料費是大家贊助，現場教學讓阿公阿嬤更了解大家的用心與愛。

三方面，讓阿公阿嬤們應用芳療中的嗅覺與觸覺按摩。嗅覺對大腦中記憶與情緒的影響很重要，按摩教學讓他們學習自我照顧。

四方面，教學以來知道他們也常有失眠問題，進一步調整配方，加強皮膚及睡眠的照護。

五方面，讓受贈機構知道怎麼做，有更多的信任。

最感謝的是親朋好友們的大力相挺，才能手作送給阿公阿嬤們。工作室也常常義賣果醬、按摩油、開課程，以及各位香友們一起支持，才能累積到現在已送出了五萬多瓶。謝謝大家，我們將持續努力讓阿公阿嬤們香香的，好好的照顧自己。

雙手——甜橙＋天竺葵＋純正薰衣草

甜橙的香甜修護，幫助回復肌膚新生；

天竺葵的加強保濕，使秋冬對老化肌膚的傷害變小；

純正薰衣草能安撫過敏肌，讓皮膚被好好照顧。

快樂歷程

五十多年的老建築，照顧支持過許多人的健康；
地處偏鄉的醫療所，身負重任位居南澳的職掌；
時代變遷的真情義，從醫院到安養照護的轉化；
整修費工的路遙遙，舊電路難負荷硬體的缺乏；
牆面斑駁的歷史痕，照護阿公阿嬤點滴的過往；
用盡全力的守護者，珍惜長者認真走過的步伐。
您還記得上次開心笑的時光嘛，祝福您永遠身心快樂……

這裡是不一樣的地方，是南澳天主教弘道仁愛之家，我來這和一群可愛的阿公阿嬤們開始我們的香氣旅程。希望讓他們透過芳療的學習能有所進步，更重要的是要讓他們玩得開心。

先來幫阿公阿嬤們做個簡單的介紹：

一、健康狀態：三分之一的學生失智，平均八十歲，獨居是常態。

二、交通：機構外的部落長者們是一個個派車去接來上課的。

三、語言：泰雅族話是阿公阿嬤的母語，我不會……只好講得愈簡單愈好。

四、文字：阿公阿嬤不識字，上課的PPT簡報，僅供參考。

來上課的阿公阿嬤們，很多都是獨居、失智等，需要照護。曾經的無助，你我只能想像，那個難以形容的苦。

芳療的主題，感官的嗅覺和觸覺，是我們共同有感覺的，我們珍貴快樂的學習，由此出發。喜歡的精油香氣，講課接近彼此的生活，鼓勵他們去聞去感受去表達，帶領他們自己完成手作療癒小物。透過香氣，回憶很多過往有趣的事情，教他們自己調油、自己寫配方。

這群可愛的阿公阿嬤們，開始有感覺，而且，開始愈來愈能說，分享著自己的經驗和故事。

開始有反應，而且，開始會問問題，詢問著自己身體的需要和異同。

開始參與，而且，開始有不一樣的創意，能表達及自己設計不同的東西。

他們快樂開心的笑容也愈來愈多。

人都會老，而阿公阿嬤們曾經因年老而無助失落；曾經，他們因退化而無力生活；曾經，因孤單而無奈冷漠。而今，他們有芳療學習的感官互動，他們能調配紓壓的芬芳溫柔，他們要分享快樂的美好相逢。

藉由學習的歷程，珍貴的改變慢慢而生……

A阿嬤，長期失智行動不便，輪椅代步，在家中有受虐的情況，多年來未開口說話，有一天開口和照服員說，這個精油滾珠瓶，她要送給孫女，照服員嚇到，原來，阿嬤還會講話，還記得有孫女。

B阿嬤，九十歲獨居失智，許久不和別人交流，加上身體不便，鄰居零互動，因為這次當了班長，很開心能上課從不缺席，而且每次去接她都會問：「今天是上香香的課嘛。」

C阿嬤，上課中途去動刀不能來，擔心不能來玩，每每上課前都會特別打電話給中心說，她回來會認真學習趕上進度，不可以忘了她，她還要來玩。

D阿嬤，照顧失智阿公壓力大，常常都口氣不好的對待阿公，給她芳療的支持與照顧，她變得能有耐心的慢慢說。

E阿嬤，失智及智能障礙，每每都看著機構外想要逃走，現在能適應在機構內生活，不會一直逃跑，而且能開始溝通及表達。

F阿公，失智及長期受虐，進機構來照護時已經重聽，並對人再也不回應不講話，芳療課程開始讓他有笑容，能回應，而且阿公永遠都有最創新的設計及迷人的作品。

G阿公，失智，上課前期時，常常都有失禁及異味，後來也大幅改善。

這些點點滴滴，不是三言兩語能道盡，每一次的進步，都讓我們彼此更加珍惜。因緣很難形容，因為院長的義賣提議，於是，阿公阿嬤們的芳療舒壓香氛展，開始策畫及義賣，讓他們有成就感，他們也能為機構做事。也因為這件事，我才有機會，去一個一個訪問及了解原本阿公阿嬤們的狀態及進步，才知道這些珍貴的改變。

謝謝這次的歷程，讓我知道，原來有這麼深刻的改變。芳療很有趣，願這樣的美好，你我都能有機會，好好開心學習及享受。

快樂，是我們都喜歡的狀態，在生活中總是一直希望追求，我們開始也讓老人家愈來愈快樂，找到自己的價值。阿公阿嬤們，用自己所學為中心募款，製作舒壓滾珠瓶精油，讓這個為偏鄉照顧努力五十多年的地方，籌募整修的經費，共同維護這個一直默默為偏鄉提供長者們溫暖窩心的安身處。這些成品對阿公阿嬤們而言，他們的可愛照片與學習過程及十二配方的迷人香氣，更是自我的認同及社會的參與，更感謝參與支持的愛心，為阿公阿嬤們點亮生命光彩。

快樂歷程——甜橙＋歐薄荷＋玫瑰

這三個香氣是最受阿公阿嬤歡迎的精油，甜橙的香甜舒壓；薄荷的清涼自在；玫瑰的熟悉美好；讓種種歷程，用感官記錄及學習著一切。

靜

失智又怕不再記得的牽掛著，
嘴裡喃喃沒有安全的擔心著，
家人不知如何更好的無奈著，
靜下休息全家放鬆的安心著。

護理師量了血氧血壓，我進了病房。阿公在病床上，嘴一直不停叨唸著那個沒處理不行，誰誰誰怎麼了……。簡單講，就是靜不下來。

兒子、媳婦、外傭都在一旁照顧著。兒子一直和阿公說：「爸，過去的事，那些都處理好了，人家來幫你按摩……。」阿公根本不理他，聲音沒停過，一直叨唸著以前種種雜事，也沒有人聽得懂。能確定的是，阿公的腦和心都靜不下來。

那就像是一台二十四小時還有不斷電系統的機器，一直運轉著，一直不停的說著、掛念著，沒意識到辛苦，阿公只怕，有什麼沒交代的焦慮，有什麼沒完成的不安，深深的牽掛著。我想，就像他這一生的責任般，堅強的扛著，從來不嫌累，深怕做不好，不願發生一點不夠、不足、不完美。就算到了人生的最後旅程，儘管身體已無法負荷，他仍然卸不下責任。

沒關係，那就開始療癒吧。我先和阿公握著手，感受著彼此，現在多一個人來關心他，慢慢的時間流動著，有了不陌生的感覺後，再開始按摩他的手，輕輕的邀請著，和阿公說我來陪他，輕柔的開始，慢慢的進行。

有了熟悉感，我撫觸著他的頭，慢慢地，一下順著頭往後撫著；兩下更柔更緩的安慰著；三下貼著靠近幫阿公按摩頭。

瞬間安靜了，不講話了，不叨唸了，靜下來慢慢休息了。阿公睡著了。

這時，兒子、媳婦、外傭三個人，眼睛瞪大的看著我。我還是必須非常專注的，照顧著阿公。讓阿公繼續延續才能好好真正的休息。

兒子馬上靠過來不可思議的說：「怎麼不早點來！阿公已經把各大醫院的鎮定劑吃過一圈了，都沒有效，還是一直講講講沒停過……連去加護病房的時候，旁邊本來有人，都因為他的叨唸，旁邊都沒有排病友了……。」兒子好奇的看著，分享著之前阿公的辛苦病程。

我還是非常的專注照顧著眼前這個，剛剛靜下來的阿公……。你知道一切的不容易，知道現在，開始有安全的感覺，才停得下來。像是那機器剛剛卸下工作，就算是關機停工了，整台還是熱的、躁的。所以要更柔更輕更順，讓他好好休息。接著，阿公咳嗽變得有力，能自己吐痰，所有人也安靜下來，和阿公一起享受這個寧靜。

我和大哥說：「我教你，你幫阿公按摩。」所有的療癒，在自己所愛的人身上，絕對是最好的選擇。大哥很積極的馬上把手機拿出來，問我可不可以錄影，當然非常歡迎，因為回到最親愛的人身上，才是關鍵。

我邊小聲的講解著，邊讓大哥錄影。慢慢專注的，把阿公的手腳都按完了，最後，邀請著家人，握著阿公的手，讓他舒眠。

兒子和媳婦握著他，這個一生為了家庭辛苦的爸爸，他終於可以停下來休息。大家靜靜的笑著，我結束了照護。暖暖的氣氛圍繞在病房，我知道，阿公有愛他的一家人。

曾經無計可施的不捨，曾經心疼輾轉的不安，曾經唸唸不停的擔心，如今身心清靜的珍惜。

結束半小時照護後，護理師很開心的來告訴我說，阿公的血氧從七十升到九十五，血壓從一四〇降到一一〇，阿公睡得好熟好熟……睡得好香好香……

靜—甜杏仁油

這個療癒以觸覺為主，
只有加入甜杏仁油做按摩滋潤使用，未放入精油。
用按摩來照顧感官觸覺，
回復安穩平靜的身心。

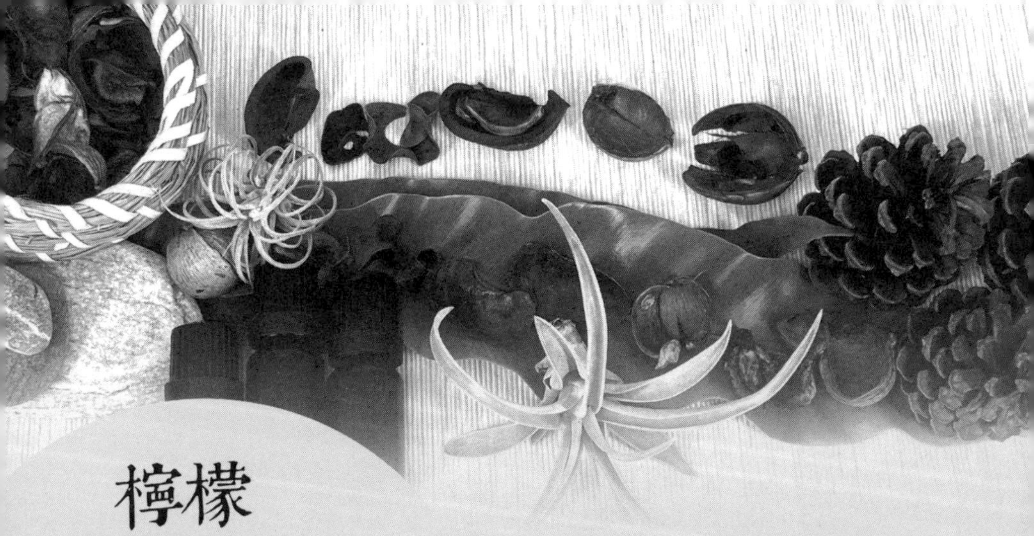

檸檬

夏季消暑清新酸香，
清爽宜人醒腦提振，
酸中帶嗆的清新果香，
十字軍東征的保命符，
是美白修護的小精靈，
是記憶思考的小芬芳。

■精油名稱：檸檬

■植物學名：Citrus limonum

■香氣特徵：檸檬清新甜酸感可溫和促進循環，讓人暫時脫離思緒的掛念，清爽中又有穩穩的安全感。

■精油小百科：檸檬的清新果香加上微酸的清爽，能提振身心，穩定心神，提振情緒。健胃、助消化、抗菌，用於咳嗽時的薰香能有效舒緩。有光敏特性需注意擦拭按摩後的陽光防曬保護。

幕

歲月的走廊，盡頭，一幕幕；
歷史的病房，裡頭，一床床；
陪伴的家人，念頭，一磨磨；
等待的最後，後頭，一落落；
選擇的取捨，心頭，一針針。

安寧共照師帶著我走到內科病房，這是個有歷史的地方，牆上還是小磁磚堆砌年代的美感。經歷的歲月，這裡一定照顧過好多好多的人……

今天要照顧的阿公，專業判斷如果能安寧是更好的選擇，所以安寧共照師來關懷，希望家人們能接受新的方式。原本攝護腺癌轉移到骨頭了，家人們十分不捨，是因為以前阿公第一次在其他醫院抗癌時，醫生也說半年就差不多了，結果阿公撐了六年。他們總覺得，是不是應該再給阿公機會。取捨，從來不是簡單的事，尤其在醫院，很多事情一幕幕的，都是人生的第一次選擇。

今天很巧，好多人來看阿公，共照師細心觀察著和看護說：「很不錯，昨天教看護幫阿公按摩，今天的腳就消腫好多了。」另外更提醒發現了手臂凝血功能不好的一片淤青。疾病從來都是這樣，時好時壞的和人相處著。因為我的到來，共照師建議家人一起幫阿公按摩，女婿趕忙去找在樓下的女兒。共照師也注意到阿公口中太久的痰垢，先教著看護用凡士林軟化，等等再來清乾淨，相信這些細心，在家屬們的頻頻道謝中，備感溫暖。

這是個有禮貌又有愛的一家人，當然更是希望他們能感受到不同的用心，把爸爸送到安寧病房來照顧。女兒上來了，說著要幫爸爸按摩，很積極的馬上準備。我們開始了今天的療癒，從按腳開始，浮腫的不適，慢慢的按摩著，讓循環更好，人更舒服。我們慢慢地暖心啟動著，女兒學得真好，那個細心、專注、柔和的神情，無人可比，連旁邊的女婿都說：「從沒看過他太太這樣，都嘛好粗魯……。」所有人笑了。我說：「那很好呀，多學一種，可以好好用。」我相信，阿公一定是個有福氣的好爸爸，所有人關心地圍在身旁。

細心關照每次步驟，專注投入每分時刻，溫和每吋肌膚，暖心親情觸碰。爸爸的臉上開始有絲絲的笑容。

按摩完畢，接著護理師要清潔口腔的痰垢，呀，真的不舒服，女兒在旁邊陪著，我鼓勵她說：「妳去牽牽爸爸的手。」這時爸爸的手緊緊握著女兒，像個孩子受委屈時的純真模樣，有人牽著，陪著，怎麼苦都覺得溫暖……

我們完成所有任務離開病房，家屬們的道謝，是對彼此用心的回應，希望能因為這樣，開啟更好的因緣，讓阿公在安寧病房有著更舒適的安穩感。

幕——羅馬洋甘菊＋檸檬

清新陽光促進循環的檸檬，
安撫穩定又柔美的羅馬洋甘菊，幽幽香氣伴著一家人，
面對著每一幕的旅途。

牽掛

歲歲月月，滴答未止，
一生努力，價值何字，
家庭守護，相伴隨之，
生老病死，起伏如此。

護理師說著，阿公剛上來安寧，家人還沒來，需要照護。確認了病房，帶著香氣來到這個空間。

阿公大聲喘氣，伴著四肢水腫嚴重，眼神無力停留著慌亂感，時間讓一切都在進行中。我和阿公說：「阿公，慢慢來，我是芳療師，我來幫你按摩……」點上香氣，我們開始了今天的照護。雙手臃腫全身無力，我握著他的手。讓他慢慢知道，有人來照顧了。

媳婦這時候來到病房，兩手推著嬰兒車，一手牽著小男孩，胸前還揹著另一個小寶貝，很忙碌。這樣的情境在醫院滿常見的，中生代面對長輩的病痛照顧，又育著下一代的責任，還要理著生活中的柴米油鹽醬醋茶。她和我問候了一下，看了阿公，走出病床，到護理站辦入住手續。我則繼續陪著阿公，慢慢開始按摩。

匆忙的腳步聲，阿嬤出現了，帶著照顧阿公的外籍看護安娜也來了。為了阿公，我相信大家也想盡全力幫忙。阿嬤慌慌張張的緊急問著，我和她說，我們可以一起幫阿公按摩，讓他更舒服。

阿嬤和我說：「我什麼都不懂，我剛剛從工廠請假來的，我在幫人家清潔，晚上還在撿回收。」看著阿嬤，人生走了七十多載，歲月在臉上身上留著不少痕跡，而她有一分力量都不會放過的，盡心為了家。我看到一個心急、樸實認真，付出一切的阿嬤。我和阿嬤說：「阿公在這很多醫護人員會照顧，放心先喘喘。」微笑中，我慢慢的移向阿嬤，和她握握手，告訴她，我們來玩香香……

手和手握著，握到阿嬤靜下來，她開始交代著她整天的行程，說著早上買菜、洗衣曬好、然後趕去工廠做清潔再來晚上撿回收，阿嬤好忙。她還說著，阿公轉到安寧病房來，她不懂。阿嬤很可愛，交代行程的模樣，像極了上幼兒園的小妹妹在報告。

我讓她慢慢體驗穩了下來，和她說：「阿嬤，我們來幫阿公握握手，他會安定很多。」阿公的大喘息聲不停，我讓他們的手，一起握著。我說：「阿公現在像小孩子一樣，慢慢愈來愈看不清，不知道外面的狀況會慌。阿嬤妳還記得帶孫子的時候嗎，都一直要抱要牽的，有人握著就知道有人陪，就會安定很多，很簡單不用擔心。」阿嬤很認真的聽著，不熟悉的握，手漸漸暖了起來，阿公無力的肢體，慢慢頭轉向阿嬤，他知道阿嬤來了。阿嬤更是把自己的臉轉到阿公的眼前，和阿公說著：「是我啦，我來陪你，你知道是我嗎……」慢慢的，阿公的喘息聲小了，他眼睛的珍珠潤在眼角……。我和阿嬤說：「阿嬤妳看妳最厲害，阿公知道妳陪他，喘氣變小聲了，妳看，連水腫都開始消了。」阿嬤說：「沒人教過我，不然在加護病房我就能幫他，不要讓他這麼辛苦。」其實，過程中阿嬤並沒有哭，而淚卻沒停過，那個不捨無法言語。

溫柔的告訴阿嬤和看護安娜，阿公的手腳腫和乾裂要怎麼照護，以及牽著他，讓他感覺到有人陪他。安娜很懂事的回應著我說她知道了。小孫子懵懂的叫著：「阿公阿公。」阿嬤說著阿公對家很照顧的事……。漸漸的，大家穩了下來，淚也止了，按摩完後把油留給她們繼續芬芳陪著阿公。我想，家的意義就是如此，每個人在守護牽掛著這個大家成長足跡、歲月風霜、歷經萬事、酸甜苦辣的地方。

牽掛——檸檬＋天竺葵

檸檬的陽光清新順暢，照顧急喘不適。
天竺葵的柔美平衡，排除水腫穩定身心，撫慰著病痛不安。

柔軟的探索

忙碌賽跑的生活，
頑固習慣的緊蹦，
步步走近的探索，
回到包覆的溫柔。

撫觸也是一種溝通方式，尤其是當耳朵關起來的時候，用語言已經無法溝通的時候，試著，把關心和愛，用觸覺來表達，只要握著手，就會是一個好的開始。

這次我們來到羅東聖母醫院的護理部，幫辛苦功高的主管們上課，用芳療開始另一種照護的方法，回到感官來學習不一樣的角度。

觸覺，講到芳療撫觸大家都很陌生，而這也是我們從小到大最少學習到的，所以，這堂課很有趣，用「慢」、「溫柔」來感受觸覺。介紹並示範慢與貼的按摩感受，從手開始撫觸療癒。

到了實作時間，讓大家拿起按摩油，有趣的是，大家還是習慣從「習慣」開始。

有推拿的、拍打的、刮痧的……果然是專業的團隊，什麼強項的人才都有，現場此起彼落的聲音，像是各大門派在華山論劍般的熱鬧，有人說，要大力要大力，我吃重鹹的；有人說，就是肩膀很酸，先按一下再說……，就是很少人用剛剛教的，「慢慢來，溫柔些」。

老師也不是白拿講師費的，所以就親自和各大門派切磋一下；其實按摩手是讓人最有安全感的地方，而且手是氣轉入及流出身體的所在，像是太極中，用手來做運氣的動作就非常常見。另外，手也是身體最辛苦的部位之一，因為，無時無刻，我們都需要它的幫忙才能做事……

我說：「我們不用大力，要慢，要貼，要感受。」

學生說：「老師，我們吃重鹹的。」

我：「好的，我們來感受一下。」我握著她的手，慢慢先安撫手背、一指指的按壓整個手掌，至手臂。

學生說：「老師很舒服，快睡著了。」

我說：「是不是跟大力不一樣，有沒有更簡單更舒服……」

手是很重要的部位，撫觸著對方的手，你能感受到他的情緒、他的內心，進而能溫暖他。撫觸，有時輕、有時沉，有時就放著不動；有時順、有時頓，有時就隨心所欲。其實生命的故事，從這裡已開始敘說，彼此用手來溝通，溫度的傳遞、氣息的呼應、心中的相知相惜……甚至是說不出的關心，都能在這個時刻，互相交流。

在教學的現場，有人被了解，流出眼淚；有人放鬆，無壓力休息，這些都是新的感官刺激。當然，學習是有功課的，有請大家從自己愛的人開始做撫觸，體驗美好的全新感受。

對我來說，用按摩，就能感覺別人，有時，個案他好累、他傷心、他睡不著、他需要人照顧、他喜歡愛的感受……在分秒的時間中，能體會並安慰到一個生命，相互的心都會變得柔軟，變得有彈性。同時，更能去面對生活忙碌不停的種種壓力，更能去面對病痛無法言語訴說的種種負荷，更能去適度放鬆好好休息體會人生路途的不同風景。

如果，你有個很在乎的家人、朋友，不知道如何表達，握握他的手，用另一種方式，表達你的關心，體會看看不同的方式溝通，柔軟彼此的心。

柔軟的探索——檸檬＋乳香

檸檬的小清新很能讓人心情放鬆，
又可以遠離壓力少負擔。
乳香是樹脂類的精油，
也是宗教中常見的淨化用植物，
對於身心有很好的平靜效果。

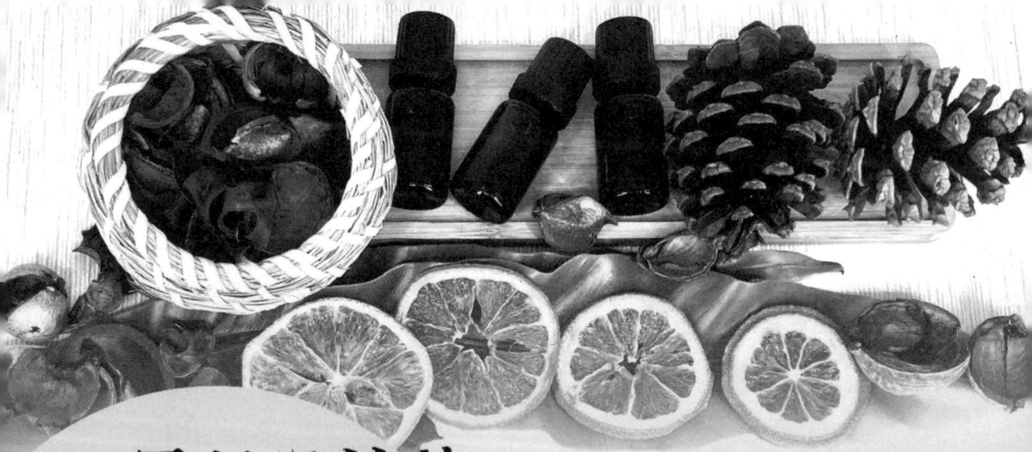

羅馬洋甘菊

大地蘋果，草原芬芳，
白花點黃的小菊花，
溫暖心房的甜美香，
安撫舊傷的溫潤手，
擁抱脆弱的暖流帶，
修復重啟的新力量。

■精油名稱：羅馬洋甘菊

■植物學名：Anthemis nobilis

■香氣特徵：羅馬洋甘菊甜美菊香，溫柔平穩又柔美擁抱的安全感，讓慌亂的心穩定的呼吸。

■精油小百科：羅馬洋甘菊香甜給人精神上的放鬆還有幸福的愉快感，具溫和鎮靜功能且舒緩身心及穩定心情，是常見的兒童精油，可安撫浮躁不安、受驚嚇的情緒。更用於抗敏、抒解壓力與助眠。調配按摩可舒緩因運動及疲勞引起的不適。

不同的感受

生命是什麼，如何過，每個人都在尋找又一直經歷著，
最後是什麼，如何走，每個人都在等待又一直面對著，
價值是什麼，如何找，每個人都在追求又一直實踐著。

芳療，這個香氣嗅覺與溫柔觸覺的應用，妳覺得它有多少的魔力可以應用。今天，來到澎湖的惠民啟智中心早療團隊參與治療，讓孩子們有更多感官的照護與感動，今天照顧的是阿寶。

阿寶是個可愛又特別的孩子，他有一個不一樣的身體，和無限愛他的家人。阿寶二歲，腦麻加上聽力及視力障礙，所以他和外界溝通的方式非常不同。我可以給他的，是芳療常用的觸覺及嗅覺。大家比較少用這樣的方式和他溝通，其實在學會這個專業之前，我們的教育裡，也很少聊到五感的重要，這就是芳療的專業。

先用嗅覺做了個開場。嗅覺會影響人的情緒甚至決定，這個有趣的感官不用經過腦丘就可以傳達，影響著杏仁核，也就是大腦中主導情緒的地方。有研究顯示，國外

的百貨公司會在賣場點上葡萄柚的味道，讓女人們心情愉快到可以多消費四〇%的金額；為了讓寶貝們看牙醫時可以減低焦慮，只要在診間點上甜橙的香氣就可以了。日本更有趣，他們的兒童牙醫中焦慮不安的是媽咪，所以用上柚子香，就能讓她們安靜坐好。這就是香氣的神奇魔力。

正式開始時，我用了羅馬洋甘菊點上薰香，我和中心的老師都發現阿寶的表情不一樣了，開始笑，而且他在找東西，頭會四處的搜尋，然後還會一直笑。老師們很興奮，他們從來沒這樣陪過孩子，也不知道可以這樣用。阿寶的笑確定著他的喜歡。

再來，了解這個孩子的特色，我用的是觸覺撫觸，開始幫孩子按摩，首先是手，我就慢慢的、慢慢的、慢慢的，從他的手，開始接觸開始按摩，節奏隨著阿寶的需要，慢慢的感受，寶貝知道他在按摩，他的表情又不一樣了，從充滿陽光的笑，到舒服的微微笑，慢慢的軟軟的笑，然後真正的休息。

這個情況很特別，中心的老師更驚訝，因為他們說：「從來沒有看過是軟軟的休息，一直以來，阿寶因為身體機能狀態的關係，無時無刻都是醒著，就算睡著也是十多分鐘，馬上又會醒來。」原來觸覺的柔軟讓阿寶能安全又安心的休息。阿寶那天睡到回家都還在睡，而且，臉上帶著滿足的笑意。老師們非常驚奇也很開心。當天也教了寶貝的媽媽如何幫他按摩，希望今天的感官啟發能讓阿寶發現更多的自己。

而你，多久沒有好好讓自己休息，感覺自己，認識自己了，喝杯茶泡個澡，聽些音樂薰個香，幫自己好好按摩，在忙碌的生活中，懂得自我充電，享受一下人生。

不同的感受——羅馬洋甘菊

香甜的羅馬洋甘菊非常討喜，可以放鬆情緒。

幼兒使用精油以簡單為主，原則不超過二種，早療孩子用的精油選擇要以嬰幼兒能使用的按摩油調配的比例，精油也要降低至一％濃度以下。

美好的最後時光

牽手喜悅開始新生，
相聚共組家庭形成，
病痛考驗全家歷程，
相依相伴捨得難分，
放手面對學習重生，
珍惜每個擁有時刻。

人面臨分離的時候，真的很脆弱。在安寧，常會看到這樣的情景。這些經歷讓我們更珍惜現有生命的同時，也希望和家人朋友間彼此的緣分可以圓滿相惜。

這次和副院長、護理長，到病人的居家關心服務。病人還很年輕，是個老師，有兩個可愛的女兒在國中階段，還有一個愛她的先生，一家四口。因為疾病的折騰，治療的過程中，全身內臟近一半切除。現在，狀況好時就在家做居家安寧，狀況不好時就回到醫院安寧。最近的情況是不安定的，反反覆覆，老師自己感覺到，時間即將到臨，而人們的最終問題都是，沒有勇氣面對自己，還有一家人。

今天護理長和副院長帶我來到這，最大的功能及目的，是想用芳療照護他們彼此的心。站在專業芳療師的觀念，或許執行的是芳療師比較合適，而站在真正療癒的觀念，讓他們家人能彼此為對方按摩，用另一種溝通方式，更貼近更感受到愛，是我想做的事。

兩個可愛善良的小姊妹將是今天的主角，因為我要教她們如何做親子按摩。剛開始，給她們一些信心，我說：「老師最小的教過三歲小朋友幫爸媽按摩，所以妳們一定沒問題的。」兩姊妹果然有天分，知道能幫忙媽媽，學得非常認真，眼神中的堅定，讓人無法忘懷。這之間不時提醒她們，要一起按摩，速度的一致才是舒服的關鍵，慢的、貼的照顧著，兩姊妹學得很好，於是我們準備來幫媽媽按摩。

媽媽已骨瘦如柴，不時的一直翻來覆去靜不下來，我知道，那是不舒服及疼痛的反應。調好精油後，我們啟動今天的療癒，開始按摩。兩姊妹看著彼此，慢慢慢慢的同步調一起進行，按得很舒服很順手，漸漸的，媽媽也安定下來，可以沉穩的休息了，媽媽睡著了，姊姊留著陪伴媽媽，撒嬌的她依著心愛的媽咪。

接下來的新考驗，讓我和妹妹執行，就是，對爸爸芳療按摩。其實，在這個生命脆弱的關頭，家庭裡的每個人都壓力很大，尤其是一家之主——爸爸，全家所有的責任都背負在他一人身上。

我們邀請爸爸按摩，剛開始，他還是羞澀的一直說：「不要不要啦，又沒怎麼樣。」我說：「女兒就是想幫你放鬆呀，你就坐下嘛，好啦……。」在我們持續努力下，爸爸半推半就的答應了。我和小妹妹說：「我們的終極任務就是讓爸爸打呼哦！」小妹妹眼神有了挑戰感，按摩的過程中，爸爸的緊張、不安，漸漸的放下、放鬆、會笑，雖然最後因為爸爸的手機響有急事要出門，沒有完成打呼計畫，不過，讓爸爸心放下的任務，還有女兒的暖心照顧已明顯讓父親微笑。

人們的溝通方式，常常只用言語來表達，很多事說不出口時，另一種五感「觸覺撫觸」能開啟更多愛的方式。或許有些話怎麼說也表達不了你的感受，很多耳朵已經掩蓋住無法聽到聲音，而用撫觸表示關心是生物與生俱來的，只是漸漸在忙碌、麻木、憂慮的生活中，失去了最純真的感受。

幫你愛的人按摩，握握他的手，抱抱他，愛得愈即時，愈能珍惜所擁有的一切

……

美好的最後時光——羅馬洋甘菊＋甜橙

羅馬洋甘菊的貼心安定像兩姊妹的細心支持，甜橙的陽光甜美是讓人放鬆的暖心選擇。

天真

親子活動天真行，
孩子發揮巧創意，
大人認真回問題，
小孩百變自在拚。

結束一天的親子行程，孩子天真的笑著。回到家，孩子對著媽咪說：「媽媽，妳上班的地方好好玩哦！」

今天任務很不一樣，我們在桃園醫院安寧病房做醫護的親子活動，讓孩子看看平常醫護爸媽在哪兒忙。今天參與非常踴躍，有醫護人員的父母，更一口氣來了十多個醫護人員的孩子。

第一回合——香草料理：

為了鼓勵孩子們自己動手，把醫護父母分開，第一回合只有孩子玩。

孩子很有趣，有的安靜害羞，有的狂奔疾風，學習也很不同，有的專心聆聽，有的專注自己，活動進行時，有的認真參與，有的鑽東鑽西。

小孩做香草吐司點心，爸媽在隔壁幫忙做病房要用的護膚膏。孩子們學著認識很多香草植物，順利的發揮創意，最後更是把食物通通吃光光。

第二回合——香香DIY時間：

今天的DIY，要讓孩子自己挑喜歡的味道來做香皂。爸媽們加入這一回合。香氣遊戲總是會聽到孩子們不同的聯想與創意，聞著不同的氣息，讓孩子們盡情的打開嗅覺去表達。有香甜的柑橘風、有清新的大樹款、有田園的青草香、有公主的花香味、有沉靜的樹脂調……。這時角落的一個小妹妹，聞了以後說：「這是媽媽乳液的味道。」媽媽說：「有嘛，老師這是什麼味道？」我說：「這是薰衣草。」媽媽這時才回神說：「對呀，我的乳液是薰衣草。」

呵呵，寶貝們你們好厲害，小孩組在聞香調香及辨香方面大大贏得勝利，並製作好自己愛的氣味回家洗香香……

第三回合——藝術美好：

我們的藝術風，要和孩子們一起畫畫。今天的主題是「人」，讓他們自由發揮。發了白紙開始畫「人」。大家都有不同的想像，有的畫自己、有的畫家人、有的畫出去玩、有的畫家裡，色彩的應用也鬼斧神工各有特色。連完成畫作的分享，孩子們都開心自在的說著自己的作品，非常天真可愛。

大人們完全不同，從畫「人」這個主題開始，就問題很多，需要「框架」才會畫，到最後的分享時，拘謹含蓄，和孩子反差很大，無論如何，開心都好。

最後結束了一天的行程，大家開開心心的回家。有的寶貝問著：「媽媽下次什麼時候還可以來玩？」有的寶貝說著：「媽媽妳上班的地方好好玩哦。」有的寶貝還因為太喜歡自己調的香皂，和媽媽吵著回家要洗兩次澡；印象最深是一個五十多歲的媽媽面容憂愁許久，平常是護理師的女兒忙著上班，無法一直相伴，看著她也笑容滿面的回家，女兒開心不已。親子活動充滿天真單純的笑容，伴著香氣傳遞在空間中，在心房裡。

天真——羅馬洋甘菊＋檸檬

羅馬洋甘菊的母愛包容，
檸檬的清新舒暢自由陽光，
給天真充分的自由發揮。

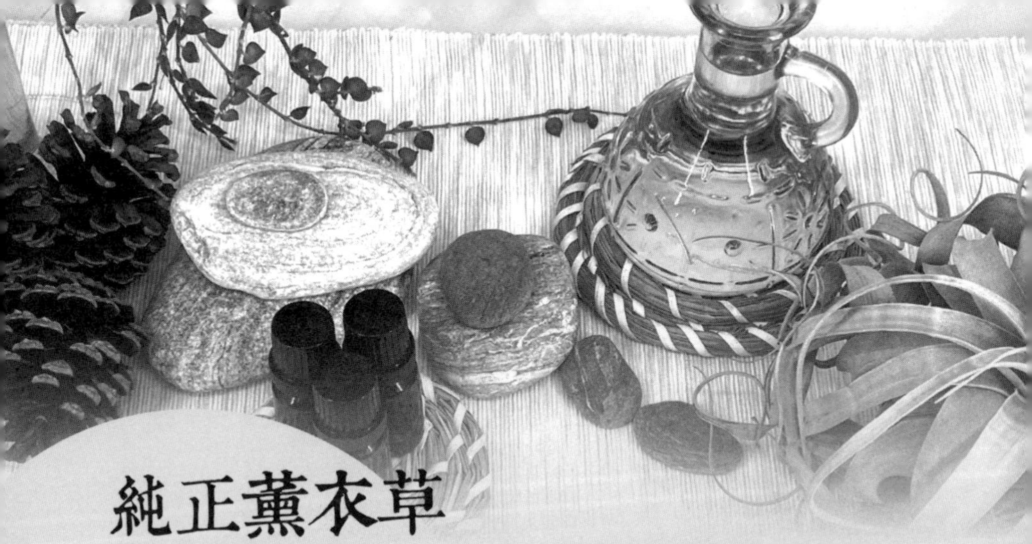

純正薰衣草

自然放鬆，
一望無際藍紫花海，
無憂無慮田野再現，
陽光盛開幽幽的香，
洗滌內心傷痛憂愁，
重拾寧靜自在本我。

■精油名稱：純正薰衣草

■植物學名：*Lavandula angustifolia*

■香氣特徵：紫色花海的幽雅、放鬆的氣息中伴著花草香。帶著母親能量，連結延續著愛的意義。

■精油小百科：純正薰衣草的安定及無限包容能放鬆精神、舒緩壓力，增加愉悅感，並安撫神經、改善失眠、偏頭痛、緊張焦慮。常用的鎮靜效果能改善肌肉疲累疼痛、風濕痛、舒緩扭傷，還能美容及癒合傷口。適合幼兒及老人使用。

城堡

每個人都有屬於自己的城堡，
像是保全，像是守護；
像是阻擋，像是屏障；
像是暗黑世界裡的保護傘；
像是明亮世界中的黑角落；
門只有一個，在自己的心，
何時開啟，自己知道。

跟著護理師的腳步走進了病房。病人是個阿姨，她和看護正在互動，我們在旁邊靜靜守著。這短短的五分鐘，我印象深刻。她總是不停……。看護，眉頭鎖著，阿姨不停的換著各種姿勢，不停的不喜歡所有姿勢，不停的叫看護滿足她所有無法滿足的需求，不停的苦，不停的痛，不停的不停，不放過一切的不停……

和護理師在床旁看了五分鐘，我和護理師說，我覺得今天不合適，我們出了病房，準備到其他病房服務。護理師和我分享著這個阿姨的狀況。我說：「她要求好多，不停……。」護理師說：「她已經換了第三個看護了，前兩個都哭著走，還有一個在廁所哭兩個小時。這個阿姨，自己以前是看護，所以覺得每個看護都要這麼專業，指一下就要知道病人要什麼，沒有這樣，通通都不及格，她會一直要求所有的事……。」

好難靜下來的心，好難開啟的城堡，那個高聳入雲的牆，無法接近的身心，多少的無奈與不甘，多少的對抗與怒吼，多少的怨與愁……

後來的相見，是在幾天後，護理長說著：「她今天坐輪椅出來正在客廳。」我說：「好，我去。」滿臉倦容的阿姨，喘著拖著身體，沒有力氣又睡不著。沒關係，和阿姨做了說明，願這是一把鑰匙，能開啟我們的療癒。

準備，點上薰香，開始按摩，先從溫潤著她的手啟動，願能打開這座城堡……

手心的冰和重，像鐵門的銅釦；貼緩握著，讓她開始安。

手臂的冷和沉，像鋼盔的溫度；溫柔按著，讓她開始暖。

腿腳的緊和累，像守衛的盡責；細膩護著，讓她開始鬆。

呼吸的喘和慌，像防護的緊張；耐心等著，讓她開始穩。

眉頭的皺和愁，像城牆的阻擋；慢慢疼著，讓她開始愛。緩慢撫著，讓她感到暖和美好同在。讓她知道關心真誠同在。

啟動著，一切啟動著，慢慢的按摩她的手腳和頭……。嘴角慢慢有著變化，開始有笑意，阿姨漸漸的不喘了，睡著了。香氣縈繞在四周，伴著她的微笑一起綻放，絲絲柔柔的美，安穩放鬆的心。

謝謝阿姨，開了那座鐵門，讓陽光有機會進入城堡。我知道，習慣不停的嫌棄，那是妳熟悉覺得有安全感的方式；我知道，病痛無奈的不是只有身和心；我知道，面對最後而起的害怕和擔憂。慢慢的願一切安好，慢慢緩和疲憊的自己。

城堡——純正薰衣草＋維吉尼亞雪松＋乳香

純正薰衣草的放鬆打開心房，能回到柔軟的照護，
雪松的森林能量，讓安全感更穩固，
乳香樹脂重生修護有神聖的支持力。

句點

句點，
一個小圈，
一句話的最終用來結尾。
一個生命的最後又該怎麼來畫這個圓……

因為相愛，而有了家。家，是一個風雨依存的地方。因為有家，孩子們共生共榮的陪伴著；因為有家，不再孤獨彼此互相微笑著；因為有家，有人離去都會不捨的拉距著。

躺在病床上的是四十多歲的年輕太太，全身浮腫，兩眼略上翻，狀態不穩定，也靜不下來……。腫瘤疾病的末期，在安寧做最後的照護。護理師說：「昨晚太太快要走了，被丈夫用親情喊了回來……」表達著丈夫又想太太可以好好安息，又捨不得她走的糾結。

情感的漣漪怎麼迴盪著，都是一個深刻且不易的過程；親密的照護怎麼貼近著，都是一個關心且難捨的真誠。

一家四口，還有兩個兒子，一個國中，一個剛準備完高中考試。十六歲的大兒子，剛考完試陪在媽媽身邊。大兒子看著角落發呆，不知道這個習慣多久了，無奈很深的印在臉上。沒關係，就開始吧，邀請著他，我和大兒子說：「弟弟，我們一起來幫媽媽按摩好嗎。」大兒子半信半疑的問：「可是我不會……。」我說：「不擔心，我把你教會，我們一起讓媽媽舒舒服服的。」

芳香療癒開始，先幫弟弟按摩，讓他體會一下身體的律動及觸覺的安全感受。從握著手開始熟悉。以前握著手是孩子需要的安全，現在握著手是給母親的保護。慢慢的從手指手掌手心，一直延伸到手臂，貼著緩著的撫觸按摩。

芳療傳遞的除了植物療癒與香氣以外，另一個好幫手就是撫觸按摩，觸覺的包覆是安穩安全的安心感受。蔣勳老師的書提到，現在是視覺之上的時代，想想我們每天溝通的方式，連聽到對方的聲音，都開始少了，連開心的笑聲都漸漸用圖片取代，彼此之間，更不要說是感官的觸覺。還記得小時候，不安的時刻，就一股腦兒的投入親人的懷抱。而當父母老了，生病了，開始看不清、聽不明，三餐的補充剩下營養品，越來越像個孩子時，觸覺是最好、最單純的安全感，握握他的手都好，讓他知道你還在。

教著弟弟學完後，開始我們一人握著媽媽一隻手，同時同速的一起按摩……。弟弟專注認真的眼神，小心翼翼的呵護，做得真好。曾經他還是個嗷嗷待哺的大眼娃，牙牙學語的心頭肉，精力旺盛的小男孩。如今母親的最後時刻，他成為了依靠。

我們的芳香療癒，媽媽回應著這舒服的時刻，緩緩的閉上眼睛，慢慢休息。看到母親開始臉部放鬆且能睡了，大兒子鬆了口氣，安心了。提醒著一點注意事項，告訴他，有時間按摩，就多一個讓媽媽舒服的照顧方式，就算是簡單的握著媽媽的手，讓她有觸覺的安全感都好。願一切安詳平靜的畫下句點。

句點——純正薰衣草＋台灣檜木

薰衣草母親能量，連結延續著愛的堅強。

檜木的安定安穩，鎮定著要照顧的身心。

轉折

從煩躁到接受，
從不懂到好玩，
驚喜連連挑戰，
旅途轉折精采。

芳療教學是一件很有挑戰而有趣的事，所有的反應都瞬間讓人馬上感受。上週去教課，謝謝培根大哥的分享，他說著，我們芳療課是教最久的，長達一年，而且是他最喜歡的。我整個很驚訝也開心，驚訝的是我設計這麼多堂香香課讓他們進步好多，另一層的開心是因為，我進這個教室的第一個挑戰就是他——培根大哥。

這裡是偏鄉南澳，有一群可愛的長輩們，他們的狀態是需要照顧的，所以住在弘道仁愛之家。感謝中心的信任，受到邀請來幫他們上課。讓我永遠忘不了的是，我一進教室時，那個震撼的聲音。

「這有什麼好上的，我都十多年聞不到味道了，我開刀拿掉了，醫生說我這輩子都沒有嗅覺了。」發出這些言語的，就是培根大哥，那個大喊帶著氣憤的不滿。七十多歲的他，身體健朗，中心需要勞動的事他都不吝幫忙，那個中氣十足的聲音，在大家的耳邊響著……

而我，接收到這些的第一刻感覺是，聞不到味道的人，情緒果然真的起伏比較大。第二刻的反應是，那就鼓勵他吧，這是他需要的照顧。第三刻開口，我慢慢柔柔的說：「大哥，芳療課不一樣，我有一個八十二歲的阿嬤學生，五十多年聞不到味道，玩三次聞到了，她好開心哦。而且嗅覺最有趣的事，它是所有感官裡面，再生能力最強的，照顧著我們的情緒和記憶哦！陪我玩一玩，我們試看看。」培根大哥的氣憤，當然繼續，而我還是要上課呀，呵呵。那就繼續，讓香香有個開始吧……

從臭臉到後面應該臉累了，沒有臭了，刺激的第一堂，終於完工，看著其他長輩們拿著自己的作品很開心的回家，最後也去和培根大哥再說一聲，謝謝他陪著大家，他當然沒有笑臉，就走了。那時我都懷疑，下次上課，他會不會就不來了。

第二堂課，他還是到了，有心我們就繼續吧。這一年多，教學與鼓勵，過程中很多好玩的變化。

他靜下來了，能好好聽課，也跟著大家品香。

他開始有感受，涼、刺的東西聞得出來了。

他慢慢找回嗅覺，上課時能分享氣味的感受了。

他情緒不這麼躁了，能和我們好好聊天。

而且發現，他是很貼心的人，上課中需要的松果我都去花市採購，他和我說，中心有松樹會落果，可以採給我，然後隔一星期，居然幫我累積了一大袋，超開心的。

他是個細心的人，哪個阿公有進步，哪個阿嬤個性如何，他都有譜，會給我們鼓勵和提醒。他更是個園藝高手，上次教學帶很多香草到中心，大哥說可以幫忙顧，然後，三個月以後，都變好大叢好新鮮，我們又可以玩香草料理課了。甚至最驚訝的是，我們每次上課的作品，他都擺得整整齊齊，收得很好，而且都有使用，還會教其他的阿公阿嬤。

後來聊天才知道，為什麼他對沒有嗅覺會這麼生氣了，大哥年輕時是廚師，沒了嗅覺，他生活的依靠就沒法繼續，這個轉折一定讓他適應很久。

芳療課好玩的地方就是回到人的感官，用天然植物的香氣和作用，教著阿公阿嬤們開始學習自我照顧。而感官裡的嗅覺這堂課，我相信搞不好有人都沒有上過。其實它真的影響我們很多。無論是情緒，有部分憂鬱病的朋友是沒有嗅覺的。影響著記憶，像失智退化的判斷之一就是嗅覺，甚至日本醫生有用精油嗅吸的方式來讓失智者回復正常的狀況。

更好的是，芳療可應用在我們的四周。像我們阿公不喜歡戴口罩的悶熱，而現在防疫出門不能不戴，最後在口罩邊加上他喜歡的精油，他就願意戴口罩了，又可以照顧嗅覺，改善情緒，刺激記憶，並且增強免疫。

看著牆壁上，留著當時辦南澳長輩香氣展的海報，長輩們都曾經因年老、退化感到孤單而無奈冷漠。而今，有芳療學習的感官互動，能調配及照顧自我紓壓的芬芳溫柔，和所有的進步。

這些除了阿公阿嬤的用心學習及改變之外，最謝謝的就是，南澳仁愛之家的信任與支持，讓大家有機會玩香香，一起開心進步。長輩們才是我最重要的老師。

轉折——純正薰衣草＋歐薄荷＋維吉尼亞雪松

純正薰衣草的紫色花美讓人沉醉放鬆，歐薄荷熟悉的涼爽舒暢使人印象深刻，維吉尼亞雪松的森林擁抱帶著不同層次的香。

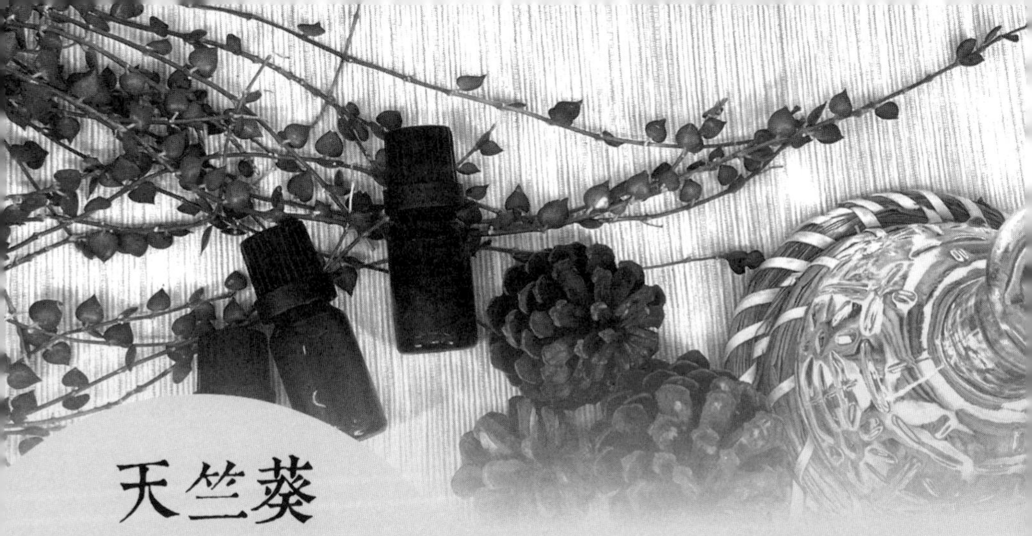

天竺葵

草地中帶著淺淺玫瑰花香，
氣息酸甜中有著女中音的優雅，
胸懷裡撫著微溫心房，
平衡拂吻著腫脹難受的不安，
溫馴帶領著回到幸福的城堡。

■精油名稱：天竺葵

■植物學名：Pelargonium graveolens

■香氣特徵：清新草本的療癒香氣中帶有玫瑰的尾韻溫柔。氣味宜人，可以安撫疲憊的心。

■精油小百科：天竺葵舒壓放鬆幫助睡眠，帶來愉悅的感受。放鬆鎮靜、緩解壓力和焦慮，改善憂鬱情緒，天竺葵的平衡魅力是當用特色，成為美妙相遇的觸動。它能調節荷爾蒙，改善經前症候群、更年期問題。止痛、抗菌、促進傷口癒合，消水腫。

相遇

陽光，映在安寧外的花園閃閃；
認真，存在志工們的細心面面；
香氣，飄在病房內的照護點點；
祝福，留在心裡頭的相思念念；
相遇，甜在自我裡的暖暖綿綿。

早上進了安寧病房開始照顧阿嬤，膽管癌的她全身泛黃，慢慢的和她開始按摩玩香香。旁邊的看護阿姨很用心的想學習，就是為了讓阿嬤舒服一些。阿嬤好福氣，有一個細心的看護阿姨照顧著，我們就一起幫著阿嬤。

按摩接近尾聲時，來了三個志工姊姊，在旁邊仔細的說要學。我點點頭，和她們說，我先繼續把阿嬤照顧完，姊姊們先慢慢看，等等我們再來教。志工大姊們很認真的觀察著，還互相討論，看著我和阿嬤的互動。結束按摩後，阿嬤睡著了。我們安心的離開病房。

帶著志工姊姊們到病房外的公共空間，找個合適的地方坐下學習。和三位姊姊打個招呼後，志工姊姊們好奇開始發問，「老師，妳是不是有在運氣呀……」「是不是按摩的時候不能講話……」「那個功夫是要多久才可以這樣按呀……」此起彼落的學習心，就知道她們觀察的多認真。

這時，我把我最小徒弟照片拿出來，然後說，不用擔心，他都會，他只有三歲。姊姊們瞪大了眼睛，互相左右看了一下，然後「哦……」，安靜屏息，換我了。我說：「當時用這個方式，最初的用意就是讓家人們做互動用的，所以設計得很好學很簡單又有效，姊姊們不用擔心，一定會。」

我說：「沒有這麼複雜，我們先試試看自己按摩，兩個重點，一個要慢，第二要貼。」握著她們的手，讓她們試試，慢與貼的感覺。然後，我就開始了，讓其中一個姊姊當模特兒，其他的志工大姊們，跟著按自己的手。這是個有趣的練習，過程中提醒著姊姊們，把自己照顧好，才有力氣照顧別人，好好為自己按摩。

眼看著，阿姊們，開始，投降。呵呵，慢慢慢對自己，有夠難呀……。姊姊們開始哀嘆，沒有耐心對自己……。志工大姊說：「老師，這麼慢，我們沒這樣對自己過。」我說：「不用擔心，一定會，有沒有超過三歲，有就會。哈哈哈哈。我們只是不習慣，溫柔的對自己，好習慣值得學，繼續沒問題。」志工姊姊感嘆著，自己也沒有這樣和先生握手過，沒那個耐性。我說：「觸覺很溫暖的，能讓彼此感受到關心和愛，這是個好方法。」姊姊們上軌道了，穩定了，又慢又貼溫柔的照顧著，按摩完畢，她們互相分享著，溫暖的感受，自我的放鬆，溫柔的觸動，沉靜的真我。

提醒著她們照護從手開始按摩，慢慢的貼著按，一點都急不來，最後，鼓勵著她們，有機會，好好幫自己按摩，照顧好自己，才有力量照顧別人。詢問著姊姊們，多久沒和家人牽手，多久沒說過愛，慢慢來，讓我們一起學習好習慣。與自己的暖心相許，與他人的關心相遇。

相遇——天竺葵＋葡萄柚

天竺葵的平衡放鬆，
葡萄柚的陽光溫暖，
組合成美妙相遇的觸動。

夢

壓力生活的難戒菸癮，身體難受的不想面對，
逃避跌撞的昏沉反覆，夢醒重見的珍惜開始。
生病昏迷時如夢不醒的無法自主，
意識清晰時下定決心的珍惜人生。

這個大哥很特別，四十多歲，一個人，沒有看護。來這幫他按摩是第二次，進入病房，他手上的手機不停的玩著。和他說護理師安排來幫他按摩，他欣然接受。我說：「大哥，上星期也是我來幫你按摩，有印象嘛？」大哥說：「上星期不舒服，什麼都不記得了，沒印象。」是的，上星期，大哥咳到像肺都快跑出來一樣，又咳又喘，後來是按摩才能睡著的，難怪記不得。

今天他精神很好，我點上香氣，開始按摩。他說：「生病後，很容易什麼都不記得，常常痛到昏昏沉沉的，什麼人來看我，我也不知道。記得的時候，就很像看照片一樣，片片段段的。」

他說：「我前兩週才戒菸。」我很不解的看著他：「蛤……」這個大哥的狀況，肺腺癌已經五年，但他都沒有戒過菸，這五年來都一直在治療，化療、電療不斷，做治療做得他自己很煩，自己選擇要來安寧病房。

我說：「大哥，那你是太痛了，所以現在戒了？」

他說：「不是。之前住其他醫院的時候，我哀求醫生給我抽菸，我才會開心愉快，不然我好痛苦。然後，醫生答應我。記得，那個時候是晚上，我去買了兩包菸，毫無保留的，凌晨就沒菸了……。」

然後，他說：「自己不知道哪來的勇氣，拜託護理師去幫我買菸，暗暗的天，凌晨耶，護理師看我苦苦哀求就去幫我買。然後，我又要抽，又要護理師把我推到樓下去。我就拿著菸，自己跟自己說，護理師為了我跑來跑去，我很感動，就告訴自己說，我不抽了……就戒了。」

我說：「大哥，你抽到想開啦。」

他說：「我一想到，大家都為了我好，為了我要多做好多的事，只想我開心一點，為什麼我要這樣放肆消耗自己，所以，我戒菸了。」

我說：「哇，大哥厲害。」我接著問：「那大哥，不抽菸真的不舒服嘛？」

他很大力的說：「早知道戒菸這麼舒服，早該戒了。呼吸順暢很多，而且也不會常常發火煩躁，也不會一直陷入抽菸的罪惡中……。」

我說：「大哥，這植物精油的味道比菸好多了，我們就用這個好好按摩，好好照顧。」

夢醒了……

祝福大哥愈來愈好，心情自在，謝謝你無私的分享，那疾病折磨的痛與抉擇，讓昏沉的心，有夢醒的時刻。

夢——天竺葵＋絲柏＋沒藥

天竺葵有助於身心的平衡，

絲柏收斂著呼吸系統的不適，

沒藥的安撫，適合需要穩定的人。

禮物

相遇以前的往事點滴，
相處以來的認真學習，
相聚以後的牽掛漣漪，
相伴過往也是記憶曾經。

貨運大哥送來好大一盒餅乾。這是我收過最大分量的禮物。寄送人是可愛的永峰阿公。

禮物來得突然，八十三歲的永峰阿公，我們的相遇在宜蘭南澳。

照顧長輩們，每個長輩都是一個故事，和他相見之前，他的八十多年怎麼過，有沒有家人，曾經的過往畫面；會不會孤單，眼角的愁容點點；有沒有人關心，似風般無聲無息.無依無靠；會不會牽掛，心頭的懸念惆悵；甚至，他還記不記得，自己是誰……，這些，都很難說，有沒有答案。

我們因為芳療課程連結彼此，現在，讓他開開心心的過日子，才是最要緊的事，也因此開啟了香氣旅程。

永峰阿公很喜歡玩香香，每每上課都很認真學習，一個八十多歲的阿公，上課都還會問問題，就知道他多用心了。芳療有趣的地方，應用植物精油，除了植物本身藥理性功能外，每種獨特植物香氣更是受人喜愛的原因之一。實用精油不同特色，DIY自己需要的來做照顧。

鼻子是個學問哦！阿公可是會調配他的專屬配方，然後，開始好好睡覺！嗅覺，腦神經的第一條是它，嗅神經；五感中，最早發展的也是它。我們在子宮內十二週大的胚胎，就已具備完整的嗅覺功能。主要與嗅覺中樞互動的部位是杏仁核。而杏仁核主要掌管情緒，沒有杏仁核，我們便無法體驗或處理情緒經驗，傳達情緒，也無法理解或回憶情緒事件。

香氣是多有趣的事，你能想像嗎！腦功能影像研究結果顯示，當我們察覺到某個氣味，杏仁核便開始活化，而對該氣味的反應越情緒化，杏仁核的活化就越強烈。除了嗅覺外，沒有任何知覺系統得以如此獨特且直接地，影響杏仁核這個控制人類情緒的腦部區域。所以，香氣嗅覺是能讓阿公阿嬤們，安定舒壓、快樂學習、笑容再現、祥和休息的好工具。

還記得永峰阿公喜歡選的精油們：

甜橙的熟悉微笑，帶著陽光的熱情隨之而來。

檸檬的清新光明，讓混沌不明的腦子重新啟動。

肉桂的糖果氣味，想起七十多年前的童年森林時光。

黑胡椒的嗆香厚實，對付肌肉酸痛時可是大聲說讚。

歐薄荷的涼爽無比，像是一見如故的多年摯友無法忘懷。

天竺葵的溫柔甜美，彷彿護理師般的體貼保護。

岩蘭草的濃厚安穩，深層溫暖的大地擁抱。

檜木的大樹舒暢，山水環繞的自在嚮往。

而且永峰阿公他是我的偶像哦，他可是學以至用的好學生。記得他曾經分享，阿公有一次晚上十一點，心和胸很悶、頭痛，睡不著，然後用他自己上課調好的按摩油，跟上課教的按摩方式，自我照護，然後就睡著了。

寄這個禮物來，是因為永峰阿公搬家了，去住花蓮東區老人之家，他還一直念念不忘芳療課曾經陪著他的一切。

謝謝你，永峰阿公，你才是我的好老師。謝謝你教我，原來芳療這麼好玩，讓人無論幾歲，都可以玩得這麼開心、念念不忘。祝福你有更多幸福的人生旅程。

天竺葵＋檜木＋甜橙

甜美又有大樹擁抱的安定照顧。

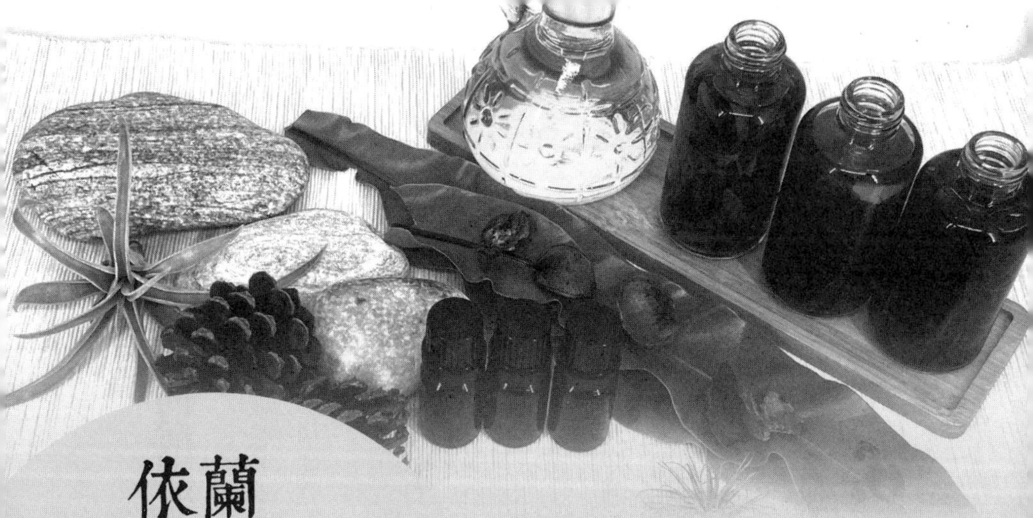

依蘭

她就是她，她的自信，她的獨特美，
直拚血液的濃情，
充滿性感的甜膩，
赤裸不掩飾的瞬間，
連繫夫妻寂寞的空白鍵，
熱情沖擊舊有的老習性，
勇氣躍升改變的新相連。

■精油名稱：依蘭

■植物學名：Cananga odorata

■香氣特徵：依蘭，又名香水樹，瀰漫濃郁的嫵媚風情，女人的溫柔就會散發在沉浸花海中。

■精油小百科：依蘭能提升自信，適用於不安時，幫助改善情緒，對於女性能量的提升及催情都有不錯效果。使用於放鬆和婦科。依蘭精油是生殖系統的滋補劑，可以改善性方面的問題，還有平衡女性荷爾蒙及生理期問題的應用。

愛的酸甜苦辣

最後的溫柔香甜微笑，回顧著數十載的結髮生活，
解開纏繞心中的糾結，留下美好紀念的愛情氣味。

愛是美好的，帶著我們的心，對你親愛的人，好好的說出我們的愛。撫觸按摩在親人之間，是很好表達愛的方法，能照顧的不是只有在病榻上的病人，更能連結的是，關心他的親人，表達出對彼此的愛。用手心溫暖著，默默的守護著、安慰著彼此的心。

走在寧靜的醫院走廊，和護理長說著病患的情況。一個珠珠阿姨走過來，帶著害羞的表情和我說：「老師，腹水按摩有效嘛，可不可以幫我先生。」我說：「好呀。」

阿姨是安寧病房的照護員，她的先生也在病房住院。護理師帶著我到病房看到阿叔的第一眼，先注意到的是，不停的喘息，很急很短的喘息，像是用力的爭取自己的每一口得來不易的生命。雙腳發黑，小腿纏繞著很多的紗布，阿姨說是褥

瘡。整個腹部腫脹，難以形容的不適。阿姨只是不斷的叫著阿叔：「你不要睡呀……你要出聲呀。」時空緊蹦，那一聲聲的叮嚀呼喚著，是阿姨對阿叔的謹慎確認。

點上薰香，配好按摩油，看著阿叔和他輕輕的說，我們來幫他按摩。我和阿姨說：「阿姨，我教妳，妳來，很好用哦。」拿了椅子，讓阿姨坐下，慢慢的握起阿叔的手。

我問著：「阿姨，阿叔有常常牽妳的手嘛？」

阿姨羞澀的說：「好像只有結婚的時候牽過。」

我說：「阿叔你這樣沒意思啦，那阿姨今天要牽夠本回來。」阿叔笑了，時空充滿甜美氣氛。

教阿姨按摩的時候，阿叔的喘氣聲愈來愈小，愈來愈平靜，終於可以休息，聽阿姨說已經兩天都很喘沒辦法睡了。

我說：「阿姨好厲害，摸摸阿叔就舒服了；呀，阿叔，要人摸摸要說呀，早點說就好了；阿姨，阿叔有沒有欺負妳呀，有的話，我們現在可以偷捏他了。」

阿姨笑著說：「沒有啦，他很照顧家的……」

確認阿姨會了，幫他們多配了一些油，和阿叔說，我幫他配的油，夫妻專用的哦，我們離開了病房，讓阿姨和阿叔繼續按摩。我們又去別的病房。過了一會兒，又看到瑞珠阿姨，阿姨看著我很開心的道謝。

阿姨說她剛剛幫阿叔按摩，跟阿叔說了很多話，珠珠阿姨的眼中珍珠開始落下。她有問阿叔會不會怪他，以前都罵他。阿叔說：「不會啦。」他們說出彼此心裡的話。阿姨又說她一個人照顧先生，本來覺得很無助，家裡的人不諒解她，把先生送到安寧來，還好有護理人員的支持，讓她覺得很多人幫她。在護理站聽到阿姨講話的人都為之動容，大家都不禁落淚。

隔天，阿叔走了，安詳的走了。

護理師和我說，阿叔送回家後，阿姨回來收東西時，還特別在找我給她配的按摩油。護理師說：「共同的味道，讓阿姨可以回憶。」護理師和我分享著，她想學精油按摩，因為，透過皮膚溫柔的接觸，更能溶解僵化的關係。

這件事多位護理師跟我分享，阿姨和阿叔的相處和改變，藉由他們的分享，故事的完整和感動愈來清晰。

原本珠珠阿姨和阿叔，照顧彼此很是疲累，常常臉色不好，阿姨會時不時的叨唸，那個習慣模式真的很難改，因為，整個安寧病房的工作人員連主治醫師，都去勸過阿姨，不要再罵阿叔了，她還是沒停過，雙方眼中都只剩病榻上的苦。

老天的安排，那天早上，護理師說，她堅持把全身髒髒的阿叔洗乾淨，包括阿叔的手、黑指甲，就是這麼剛好，下午我到病房服務，教著阿姨幫阿叔按摩。讓阿姨和阿叔學習用不同的方式，表達著愛，溫柔的撫觸，緩著慢著的按摩，貼著的不只是肌膚，更是彼此的心。

幾星期後，珠珠阿姨和我又在醫院的長廊上碰面了，這次，她和我說，謝謝那天的幫忙，讓她先生走得很安心，讓阿叔知道大家對他好。

時間在走，一年過去……。走在病房的走廊上，又遇到珠珠阿姨。她說：「已經『對年』了。」我說：「我們認識這麼久了呀。」她說，她現在好多了，她還留著我調給他們夫妻的精油。

阿姨告訴我，她和阿叔一輩子都不曾像一年前那樣牽手，那樣講話。她還唸著，阿叔那天按摩完睡得好安穩。透過觸覺和嗅覺，讓病痛不安的身心能穩定的休息，也是那天，阿姨和阿叔才能好好說話，她道愛、道謝、道歉、道別……。她能看著眼前的阿叔，而不再只是煩躁和焦慮。

也是那一天，阿叔離開了。阿姨說著：「我們結婚二十八年，從來沒有這樣講話過。」眼中的珍珠又落下，我知道……。牽著她的手，我說：「阿叔給天父接去，不用生病了，他會在天上照顧我們的。」

阿姨給我的感動不只這些，我想，那瓶精油她會留著一輩子，對她來說，是一生中甜美回憶的紀念。

人生的旅程，愛恨情仇，酸甜苦辣，其實什麼都有，不管之前發生了什麼過不去的事，在最後一程，能讓雙方回復——愛的滋味，帶著笑容交流著彼此的關懷，說出心裡的不捨及依戀，安詳的離別，留下美好的氣味，絲絲的想念……不是完美，也是完整了互相的心。到現在，阿姨還是帶著謝謝和我說，還好有那次的按摩讓她沒有遺憾。愛的酸甜苦辣，為你愛的人，也搭配一個彼此的味道吧。

愛的酸甜苦辣——依蘭＋白千層

依蘭是夫妻的好配方，女人的溫柔嫵媚散發在甜美氣氛中，急喘呼吸系統照護選用白千層做調和按摩。

相依

歲月的路程八十餘載，相知的陪伴兒孫滿堂，
過往的回憶擁入心房，疾病的到來終之將至，
人生的智慧難以豁達，溫柔的指觸陌生初探，
安全的穩定雙方陪伴，相依的觸感守護圓滿。

陽光暖暖的窗台旁，阿嬤有看護伴著，一起陪生病的阿公，八十多歲的她，幽幽氣質中帶著一點說不出的惆悵，安寧護理師安排我來到這個病房，開始今天的香氣之旅。

我和阿嬤說：「阿嬤，我是芳療師，今天來幫阿公按摩讓他舒服些。」阿嬤輕輕的說：「知道，剛剛護理師有講。」我看到阿嬤，心有千千鎖無人可說的感覺，也不知道是無奈還是無助，又得強自撐住，真是不容易。

阿嬤穿著典雅，很有禮貌和耐心。我說：「阿嬤我教妳，我們一起來幫阿公按摩好嘛。」阿嬤說：「可是我不會。」我說：「阿嬤妳放心，一定讓妳會，握著手阿公

都會很開心的。」鼓勵著阿嬤。

還記得《感官之旅》這本書提及：「再怎麼輕微的撫觸，輕微到完全遭到忽略，也不會被潛意識的心靈放過。」表達一種依戀、支持與接納。觸覺就是這麼特別，它是感官經驗中最為重要的一部分。皮膚是人體最大器官，也是胚胎中最先發育的感覺，更是分布最廣、訊息最多，也最複雜的感官系統。安全感的來源，好好握著就是開始。

阿嬤握得不自在，手不知如何安放，慢慢的，我先讓她靜下來，再握住阿公的手。

我說：「阿嬤，妳握得好陌生，沒問題，我們慢慢握。」

我問：「阿嬤妳跟阿公上次什麼時候牽手的呀？」

阿嬤說：「我們沒有牽手過，我只會站在阿公後面，看他需要什麼。我們那個年代的人，不會牽手。想到阿公也是千里萬里的爬山涉水出去玩，亞洲、歐洲都走過。阿公以前身體多好，全國的山都爬遍了，再怎麼難都會騎腳踏車去挑戰，也從來沒有停過，八十歲還是在動呀。他都一直走，一直到，有一天突然腎衰竭、突然昏倒、然後住院。」

阿嬤哽咽地繼續說：「我也知道阿公老了，我也知道在安寧了，可是我還是……」

阿嬤停了，不說了。看得出，她的不捨與無奈，知道阿公老了，知道有這一天會來，知道早晚兩夫妻都會走的路，知道很痛而不知如何形容，不知怎麼說，她握著阿公。

相依著六十多載的夫妻，最後的時光，相識著雙手安定的接觸，餘溫的停留，相伴著人生跌撞的路程，共度的勇氣，相捨著離別輾轉的選擇，陪伴的臨終。

慢慢的，我說：「阿嬤，妳做得很好，有沒有注意到，本來沒牽手時阿公手一直抖，現在不會了，安定了，睡著了，他知道妳在旁邊陪他，他知道了……」

阿嬤忽然意識到的說：「對耶，阿公不抖了。」

我說：「對呀，阿公好好休息了，妳陪著他，他知道的、他知道的……」

阿嬤定下來，看著阿公，好好握著，默默的說謝謝，然後握著、陪著。

阿公的臉笑了，阿嬤的臉也笑了，我也是。

相依——依蘭＋花梨木

依蘭的女人溫柔芬芳，陪伴阿公的陌生害怕。
花梨木的大樹穩定，安慰著阿公阿嬤的最後時光。

美人

僵固制式不易解開，
跌撞生活已成習慣，
改變從來說易行難，
自我照護值得開展。

美人，這是需要很多考驗的，身材的保持是其中一關，也不是說非瘦不可，不過，世俗的眼光依舊如此，所以我們都有過一個歷程，叫做減肥。也因此有了這次的相遇，幫身體按摩。

不管人生有多精采、多富有、生了多少孩子、讀過多少書，最後，一定要照顧的是這個身體，這個軀殼，愈早了解它愈省事，早晚都要和它當好友，別輕忽自己，別讓自己撐到想理它的時候，它不想理我們了。

幫自己按摩，是一個有趣，也能好好了解身體的學習。因為希望大家都會，所以設計的很簡單，有兩個重點。第一，速度要慢，多慢呢！慢到呼吸平靜下來才算是慢，慢到呼和吸都能深深的感受到。第二，手法要貼，不是單點穴道的刺激，而是整個手掌包覆的移動，單點的力量變成一個面的包覆感，去做按摩的移動。

按摩的過程中可能出現痛、酸、想吐、放屁、打隔、想哭、大叫或是根本沒反應，會因人而異，在放鬆安全的空間中，讓感覺出來；按摩的速度是緩慢的，讓身體跟上節奏，按摩的手法是緊貼包覆，讓自己感覺更安全。

深呼吸之後，嘴巴大口吐氣，把太負擔、沉重、不想要的，藉著呼吸的練習，吐掉過度的所有。從手開始，慢慢的暖著自己這雙伴著所有事物的無敵大手，然後身體、臉、腳……繞了一圈的自己，這樣有耐心的按著，真的是一個全新的體驗。

幫自己按摩這件事，是在我第一次減肥的時候開始的，那時候瘦了四十多公斤，從一百多公斤瘦到六十幾。印象很深刻的改變，以前的我是個不看自己的人，連鏡子都不照、也不喜歡化妝。就算生理期長達一、兩年沒來，我也不在意。

後來我學習芳療、按摩。

第一次幫自己按摩的時候，按了兩個多小時，中間體會的過程，讓我知道了，我根本不愛自己。那一次的按摩讓我學會，這個身體是我的，所有一切，陪我終老的都是這軀殼，我要好好愛自己，好好照顧這個身體。

按摩完以後，睡著了，起床時，我的月事來了，之後，我的身體正常了，至今多年，從那次按摩後，生理期再也沒有遲到或不來了。

深刻的是，原來喚醒自己身體的，只有一人，就是自己。

難忘的是，原來愛惜自己身體的，終就一個，早晚都得學習。

省思的是，原來遺落自己身體的，難分難捨，還是自己。

學芳療以前，我的角色，一直都是照顧者，永遠都有做不完的事和數不清的責任。有一天終於意識到，原來我是如此討厭自己，一旦要開始照顧它，還真是個挑戰。芳療給我的幫助，不只是幫助別人，更是終於看到自己，重新接受並愛自己的過程，用著嗅覺感受著身體用植物大地安神，用著觸覺按摩著身體能保護身心安定。

我知道為了生活，好忙好累，我們都有很多不同的角色，這些角色扮演的過程，很多是要忘了自己。撥點時間，就算只有一天十分鐘都好，躺下來，練習讓自己有一段陪自己好好深呼吸，練習讓自己舒服的時刻，身體一定能溫暖的回應。

消脂按摩油——葡萄柚＋伊蘭＋肉桂＋野薑花根

葡萄柚的甜香陽光去水腫，
伊蘭的美麗笑容增魅力，
肉桂的熱情循環利消脂，
野薑花根的紮實立足瘦身。

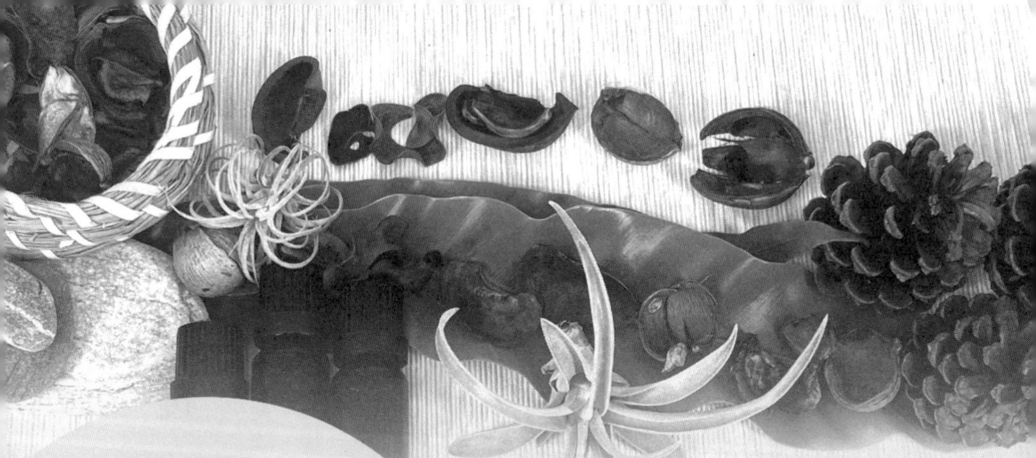

橙花

酪白朵朵，清新純亮，
高貴典雅十七世紀的公主香，
精緻層次帶著後韻的甜芬芳，
花兒母親包容慈暖的正能量，
融化角落無助孤寂的希望升。

■精油名稱：橙花

■植物學名：Citrus amara

■香氣特徵：生生不息的橙花，擁有母親般的柔軟及堅強。氣味濃郁而優雅，適合安撫緊張帶來舒緩。

■精油小百科：橙花能安撫情緒，幫助平靜心靈、抗沮喪，助眠舒壓，平衡緊張壓力。減低失落帶來希望。對身體有很好的放鬆效果，能夠緩解肌肉抽筋，平緩心悸並對於皮膚保養有很好的照護。也用於自律神經失調及孕期護理。

最後

哭泣，凝住了空間的氣氛；
人物，繫住了心理的不捨；
往事，鎖住了記憶的封塵；
最後，握住了今生的緣分；
祝福，牽住了感恩的深刻。

濕冷的冬季總是一片灰陰，霧濛濛罩住眼的是淚而不是雲……。不穩定的時刻，家人們決定讓父親能有更舒服的照護，來到了安寧病房。

護理長說著，應該是最後時刻了。在這個生死的空間，我，推進門。迴盪的收音機，佛號流轉的旋律，整個空間都是沉的；凝結的冷空氣，家人失溫的神情，整個房間都是冰的；凹陷的瘦臉頰，阿公人生的最後，整個時間都是重的……

最後的時刻，一幕幕父親帶他們長大的畫面，在腦子裡輪轉著；還記得小時候貪玩不讀書被追著打；做錯一件事就嚴格的教訓；當完兵回家後在找工作對於未來的不確定；想做事業需要籌備資金的投資；要結婚時家裡幫忙聘金嫁娶；小孩出生後，終於知道當父母不容易，又沒空回去看爸媽；父母開始衰老，自己開始忙翻，接踵而來生活、工作、家庭的壓力；接著父親開始不舒服，需要接去醫院看醫生，愈老愈退化的身體，開始住院開刀，又開刀住院的日子，看著曾經是全家的支柱，一家之主的爸爸，在歲月的起伏中漸漸凋零。生、老、病、死的人生路，走到了最後一刻，心多少的不捨、感謝……無法形容。

沉的、冰的、重的，那就，想辦法讓他們暖起來吧……。賢柔的護理長說明了我們能幫忙的事，家屬的目光漸漸移到我身上，我說，我們一起來幫父親抹香香按摩……

沒這麼簡單！看著他們三人臉上的不捨，要讓注意力轉移出來，信任著自己還能做些什麼，不容易。那就先握著他們，然後開始說話。

我說：「像小孩，都要爸媽牽一樣，還記得嘛，尤其是無助沒有安全感的時刻，觸覺有很大的支持依偎，我們來幫爸爸按摩。」阿姨和兩個叔叔，開始有點回神，願意開始聽我說。當然，只要是對爸爸還有幫助的，我想，無論如何，他們都願意試試看。

現在需要我們的照顧，我問著：「誰比較細心，要來做主軸。」阿姨說她可以。握著阿姨的手我先教著她，要貼要緩的按摩著，再來教著小叔叔，要貼要緩的按摩著，腳的按摩就由這兩位來照顧，小叔叔邊學邊上手，超級細心的神情讓人動容，他比阿姨更仔細的保護著阿公的每一吋肌膚。

再來是大叔叔，其實一進門，他的神情都是壓抑著，淚流馬上擦乾，壓抑一切，又難以表達。我走近他身邊跟他說：「叔叔，我們兩個來幫爸爸按摩手……」教著他，要貼要緩的按摩著，他開始試著握爸爸的手。

他握著，淚，再也止不住；他握著，心，塵封開了鎖；他握著，話，緩緩說出口。

啜泣的神情，微量的音調，最後的時刻，表達的重要。

或許他在道愛、或許他在道歉、或許他在道謝、或許他在道別。

至少，他們更靠近了，短短的那十多分鐘，我握著阿公的手，等著大叔叔慢慢說，道盡他想說的，我們再一起幫阿公按摩。

暖，在這個時候，已經不只是形容詞，流動在整個時空。阿公的神情，輕鬆了；

叔姨們的失落，轉移了。醫護團隊一同用精油為阿公按摩，畫面就像天主教中的「傅油聖事」。

利用芳療按摩與精油給予力量，內心得到安定。最後，家人們，親吻阿公的雙手，為他獻上最深最真的祝福。阿公也在親人及醫護團隊的陪伴下，平靜溫暖地走完他人生最後一哩路。

最後——橙花＋花梨木＋乳香＋甜橙

橙花帶領著包容的愛，
花梨木佇立著有依靠的香，
乳香修護著心繫的傷，
甜橙微笑著暖暖陽光。

手心

綁住的是手心，
不安的是人心，
害怕的是失心，
手握母親的是用盡全心。

剛進入病房，看到阿姨的時候，第一個印象就是，網套，把手綁住的那雙網套。

女兒介紹我說：「媽，老師來幫妳按摩。」

媽媽眼神不定，看著我這個陌生人，遊移不停的打量，又不做任何的回應。我看著媽媽的手，和女兒說：「可以先把網套解開嗎。」不安的媽媽，開始製造不同的聲音，讓我們知道，她的不習慣和害怕。我還是想讓她試試看，用另一種溫柔接觸，所以，在耐心的說明下，解開了網套，調好按摩油，讓她聞香，開始芳療的照護……

女兒說明著網套的原故：「因為媽媽會捉東捉西的，有輕微失智的狀況，情緒不定，尤其是疼痛的時候，不停不停的動作很多很危險，所以，最後想到保護她的方式就是套住她。」腸胃癌使得她的肚子總是鼓脹著，像是裝滿的袋子，我想是真的很難受……

我們香氣的療癒啟動，解開後，剛開始，我的雙手握著媽媽，握了許久，握到她的情緒緩了下來，眼神安定了，一切穩了，才啟動按摩模式。芳療對她來說是新方法，那就一定要讓彼此先熟悉，有了這個開始後，再來按摩。首先從手開始，貼柔的觸感，而無論我右手幫她按到哪，左手永遠都握著她。慢慢的，我發現，其實，是她握著我，緊緊的握著，我的按摩油不夠，要補充需要離開一下手去拿，她還是緊緊的握著。

那個緊緊握著的感覺，我想起，小時候……還記得嗎，媽媽不管要忙什麼，我們的小手總是不願意放，總是覺得有個依靠，就算媽媽買菜買到兩隻手都拿滿了，我們還是再尋找並爭取，就算是一隻手指頭的牽引，也要捉著不放。就是這樣的安全感，一觸及發，好熟悉又好重要的感覺。

看著阿姨剛卸下的網套，我和女兒說：「我們來握媽媽的手好嗎。」女兒驚了一下。我說：「媽媽只是不舒服和不知道怎麼表達，才會亂捉亂動，妳握著她的手，陪她，她就安全多了，像我們小時候握著媽媽一樣。」女兒同意了，用手握著，媽媽睡著了，媽媽安心的笑著沉睡。這次的淚，流在我的眼角，小時候緊牽父母的手是我們的共同記憶，那觸覺是一種安全的依偎。

或許你現在也扮演著父母的角色，忙碌的生活、壓力的工作、心煩的家庭，或許已經忘了我們也曾是那個孩子，有一點牽引和安慰都能安心很久的孩子。而長大以後，我們漸漸的忘了，原來我們的父母也需要這樣的安慰，那個輕輕的守護，對彼此有很大的安心感。

牽牽父母的手，長大以後各奔東西，而身心受到考驗的時候，回到最單純的依偎，是彼此心連結、安定感覺、親近的好方法。

手心——橙花＋甜橙

橙花的安定可以回復小孩單純的感覺，沒這麼多的憂愁。
甜橙的香氣能讓情緒快樂穩定，帶來開心的祝福。
花與果的搭配，就像母女情深一樣，結合著安定的能量。

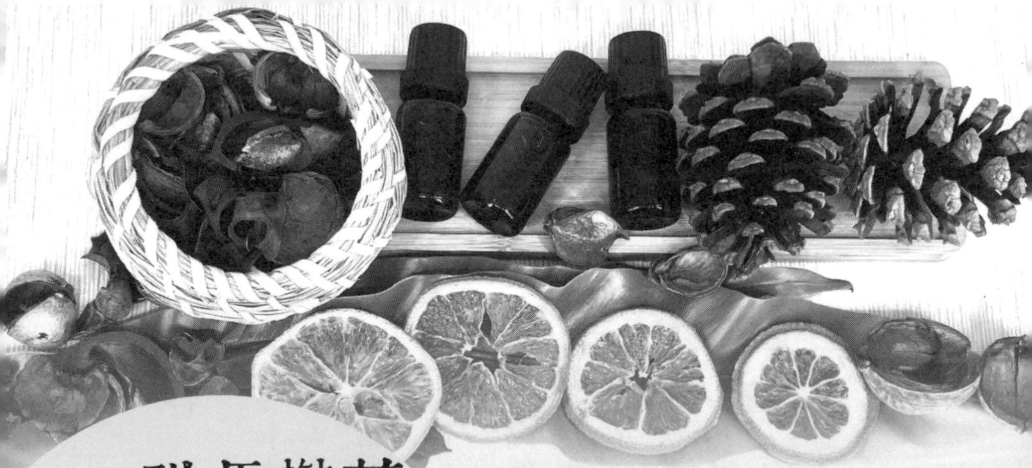

甜馬鬱蘭

層次香韻，清新微涼帶著些花兒芬芳，
像迷人的嗆姑娘，鬼靈精怪，撒嬌可愛，
像加酒的巧克力，無限風情，巧妙發揮，
邂逅著沉重身軀的酸痛照顧，
賦予了難眠夜晚的放鬆熟睡。

■精油名稱：甜馬鬱蘭

■植物學名：Origanum majorana

■香氣特徵：清新中帶著微甜，舒涼的青草香像是少女般的活潑，又天真可愛。

■精油小百科：甜馬鬱蘭能舒緩焦慮與壓力，溫暖情緒。放鬆心情，安眠降壓，給人安慰，有好的緩和情緒效果。調理自主神經的失衡、精神官能症循環及副交感神經有不錯的放鬆功能。生理期不適、肌肉放鬆、降低血壓都有效用。

笑容

年輕女孩有著喜愛香氣的靈魂，
生命後期陪著是疼愛她的老爹，
精油植物的和緩安頓不適身軀，
慢慢勇氣記得感謝給所愛的人。

冬陽揮灑，走入病房，今天的任務很特別。眼前是一個有著活潑笑容的小姐，很年輕，三十出頭。旁邊照顧她的，是她的老爹。老爹嚴謹規律協調的做著清潔等生活日常，小姐很開心的和我確認著，我是不是精油老師。

當然，疾病，這個課題，從來就和年齡無關。她非常高興的說著，她好喜歡香氣，一直分享著她喜歡什麼味道，用過什麼精油，以前都愛薰香等等。同道中人，份外興奮，有活力的模樣、天真的笑容，搭配著香氣繼續這個療癒的旅程。

我說：「我們來玩香香，先來按摩。」翻開手臂的衣裳，她手上貼著的痕跡不少，我看著，那些都是曾經的刺。人對有興趣的事，總是說不完，連休息都不用，香氣的吸引力，完全受用。看著她這麼喜歡，玩著香氣遊戲後，我們開始按摩。

安然休息著，植物的芬芳溫柔，在細緻年輕的皮膚中深入；安靜呼吸著，味道的美好嗅覺，在陽光灑入的病房裡流動。

芳療照護小姊姊的過程順利，而我的焦點，一直離不開一個人，那個老爹。他是個認真的好爸爸，事事要求，一進來就先和我確認清潔，問我有沒有洗手才來，問我口罩要不要換等。

當然衛生問題，在醫院本來就一直會嚴謹要求，而他又這麼的細心，一直詢問著、關注著，對女兒的關愛，不時的顯露出來。一直到，我們開始按摩，他才確認沒有問題，離開休息。我想，這個小姊姊一定是爸爸的心頭肉，這麼多這麼細的照顧，都是為了女兒，捨不得她有任何閃失。

小姊姊沉靜穩定，芳療照護的氛圍中，握著她的手，輕撫著那些傷痕，慢慢的照顧著，一切圍繞著的香氣美好，都忘了是在病房。是時候了，我開始和小姊姊聊天，我告訴她說：「我們一起學，妳可以幫自己按一按很舒服的。」她說：「好。」當然，所有的照護，自己有能力幫自己最實在。她認真的看著學著感受著。

看著她在認真的學，我又說了：「我們學起來，可以幫爸爸按摩。」看她的表情，心沉了點……靜了下來……。我問著：「有沒有和爸爸說過謝謝。」她說：「我講不出來。」我說：「講不出來，先開始做好了。」她說：「好……」又開始可以微笑了。

結束後回到護理站，護理師關心著病房狀況，我說：「一切順利，她笑得很開心。」護理師說：「真好，不然她是嗎啡用量重的病人。」我呆了一下，原來她平常都一直在忍著痛。謝謝妳喜歡香氛，讓我們一起度過美好的冬陽午後。也期盼妳學到一個新方法，和愛妳的人表達感謝及說再見。

笑容——甜馬鬱蘭＋葡萄柚

陽光濃郁的葡萄柚加上甜馬鬱蘭的安定自在，
安撫著受傷且疼痛的身心，回應著美好又甜真的笑容。

守護

夜晚來臨逝去光亮的天，
點燭微光照著屋子的黑，
身心疲憊陪伴害怕的苦，
呼吸喘息感受存在的忙，
愛的守護堅持到底的路。

上完芳療課，妳走向我，詢問著想了解更多。妳說著，爸爸癱瘓需要妳的照顧，講著媽媽中風需要妳的保護。我說：「辛苦了，要記得把自己照顧好，才有力氣照顧他們。」妳的眼角泛著淚光，小小聲的說著自己憂鬱症的苦。我握著妳說：「很多事要做，最重要的是，把自己照顧好，才有力氣照顧愛的人。」妳點點頭，答應自己，開始學習照顧好自己。

謝謝老五老基金會的邀請，今天的課程是為了這群需要喘息的人，讓他們有放鬆舒壓的學習與空間。他們常常守護著家人，忘了自己需要休息。要讓這群人休息還真不容易，他們常常會忘了，自己也是需要愛的人，需要好好愛自己的人。

人生的路很長，每個駐點都有要學習的地方。時而歡笑，時而淚水；時而陪伴，時而孤單；時而勇往直前，時而步步驚心；每一個照護的最後，逃也逃不了，要面對的，一定是自己。

腦是滿脹的，每天要睡覺休息時也是滿的，層層疊疊，容易睡不著讓自己更疲累。

心是煩悶的，事情本來就永遠做不完，各種的結果永遠在生活中輪流播放。

身是疲乏的，除了非得面對的工作以外，動都不想動，沒有太多力氣做其他活動與學習。

感覺是空的，對感官沒有什麼太大的感受，只知道吃飯是為了不要餓到，很難講出喜歡什麼。

習慣了讓自己燈枯油盡，習慣了對自己漠不關心，忘了需要停下來休息，忘了也有感覺。

這是照顧者習慣讓自己重複扮演的戲分。今天要提醒他們，好好喘息，照顧自己的重要，協調平衡，才有力量為更多所愛的人做更多的事。

課程帶著他們從感官嗅覺開始，分享了很多應用的小故事，找到最適合療癒自己的植物。大樹伯伯的堅毅挺立、花兒媽媽的美麗包容、果實甜香的開朗陽光、田園遍野的香草茂密、香料熱情的帶動循環，每種選擇各有巧妙。精油植物們芳療薰香照護，常常是各大研究拿來降低壓力的好選擇，像是歐洲的高中生學業壓力、小學老師調節自主神經系統，甚至是三班輪職的護理人員改善睡眠品質，都是大地植物精油的應用。

另一個芳療照護的就是觸覺，按摩著，安全的碰觸時，觸覺會向大腦傳遞訊息，讓腦部的下視丘分泌催產素。催產素是俗稱的愛情賀爾蒙，它不只能促進母乳分泌，更有安定心神的作用。具體來說，有降低心跳、血壓、減輕不安等抗壓效果，體會著紓壓的美好。

帶著來放鬆的家庭照顧者們，調配著自己喜愛的植物精油組合，學習用觸覺溫柔的按摩照顧開始守護自己，讓自己有力量，更能照顧所愛的人。

守護——甜橙＋山雞椒＋甜馬鬱蘭

甜橙的溫暖陽光，
搭配山雞椒的熱情活力，
伴著甜馬鬱蘭的負責認真，
守護著人生路上值得珍惜的風光。

母愛的溫暖

母親，世上最重要的人。

謝謝桃園醫院社工師邀約，安寧病房要做母親節活動，一個個的隨著院方的安排到各個病房，安寧病房主任和護理長及護理團隊們，親自一床床的去送康乃馨及問候著病患和家屬，非常溫馨也很感動。在病榻上的不適，因為節日的安排，人們的臉上又浮起些許的微笑。醫護人員介紹著我們，家屬同意後，就開始我們的服務。

今天幫三個母親服務：

一、大媽媽，中風不能行動，無法表達，肢體僵硬。我靜下心，開始幫大媽媽按摩，認真按摩的同時，心中不自主出現，媽媽們一幕幕辛苦為子女付出的畫面，剛好大媽媽的姪女來了陪在身旁。我說大媽媽是個好棒的人，連姪女都天天來看她，孩子不在桃園，假日就會回來，按著按著，大媽媽開始流淚，姪女說，媽媽感動，說大媽媽真的好辛苦，子女可能都沒有幫她按摩過，說著說著，姪女也淚流，說著大媽媽的溫良恭儉讓，訴著病榻以前的萬能大媽媽。

二、二媽媽，身旁是女兒親力親為的照顧，病床在大媽媽的隔壁，也跟著按摩起來，我幫著二媽媽按摩時，也邀請女兒學習，一起來幫忙，這是我最喜歡的方式，因為撫觸是一種療癒也是一種溝通，親人愛的力量常常是不可言喻的美好。我和女兒一人一隻手，慢慢的讓香氣及溫暖盈繞著整個病房。母親的雙手養著我們，育著我們，盼著我們長大，而她老了，需要人照顧了，我們一樣能握著她的雙手，好好的和她表達愛與感謝。

三、三媽媽，肝昏迷，腹水腫大，只能一直淺淺的哀叫著……。三媽媽有個十多歲還在上學的兒子照顧她，我邀請兒子一起按摩，兒子一聽到他也能幫媽媽按摩，非常積極，我知道，他一直很想為他的媽媽做些事情。我說：「媽媽按完會很舒服，我教你。按摩的方式很多種。」他說：「以為只有花錢受罪一直哀哀叫的那一種。」兒子學得很快，而且非常認真，看他這麼認真我好感動，有時在病床旁，不知道還能做什麼的焦慮真的很折磨人。兒子認真問我的每個問題，我都仔細回答，等我們按完手後，三媽媽睡著了，認真的兒子這時候恍然大悟說，真的舒服耶……。這讓我想起小時候，我們總是喜歡讓媽媽抱抱，安慰我們時溫柔的體貼著我們，摸摸我們的頭，只是我們忘了，那個很純粹的安全感，也可以回饋給家人們。

母親節，是個感恩及想念的日子，如果可以的話，握住媽媽的手，慢慢的幫她按摩。

母親節也是護理師節，除了對母親表達敬意，更對辛苦把愛給所有病人的護理人員們，表達深深的崇敬，因為他們守護著眾人的健康，謝謝你們。

母愛的溫暖——甜馬鬱蘭＋甜橙＋橙花

甜馬鬱蘭對循環及副交感神經有很好的放鬆功能，
也能為媽媽們勞動的身體加強放鬆。
橙花代表著媽媽，橙代表著孩子，
緊緊相依的關係，散發著愛的美好氣息。

味道

七十餘載歲月人生，
酸甜苦辣嚐盡繽紛，
老化嗅覺記憶退去，
遊戲相伴回復感官，
繼續自在快意人生。

因為醫院社區照護的安排，我們到了社區陪阿公阿嬤玩芳療，這已經是第三堂課了，我問著：「這個味道有沒有好熟悉，這是什麼誰知道……」阿公阿嬤們此起彼落的搶答，好熱鬧。

記憶是很奇妙的循環，它透過視覺、聽覺、嗅覺、味覺、觸覺的五感，讓人生更豐富的寫下色彩。嗅覺有多好玩呢！看這群平均七十五歲阿公阿嬤就知道。今天的出席率，聽志工阿姨說，可以破記錄了，還有阿嬤直接把小小孫推出來，就是今天要來玩。

芳療常用的感官嗅覺，最棒的地方就是能活化大腦中掌管情緒的杏仁核與記憶中心海馬迴，它們共生共存著，而且嗅神經是全身唯一定期更新的神經元，約四～八星期更新一次，意思就是失去的嗅覺還有機會回復。給阿公阿嬤們玩嗅覺多重要呢，臨床上失去嗅覺容易引起憂鬱症，甚至嗅覺神經退化是失智症、巴金森氏症等大腦功能疾病的初期徵兆，美國麻州綜合醫院和芝加哥大學都曾做過研究，發現低成本、非侵入性的嗅覺檢測，可說是有效判斷失智症罹患風險的良好評估方式。

這第三堂課，先是比賽，把前兩堂課有玩過的味道，通通讓阿公阿嬤們分辨。他們太強大，竟然我用乾坤大挪移，都逃不過阿公阿嬤們的鼻中心，九種味道，通通搞定。一則以喜，老師我教的很有成就感；一則以憂，那以前自己學的時候怎麼好久才認出來……呵呵，我的鼻子年紀大很多吧。

最後的搶答加分題，拿了肉桂給阿公阿嬤猜。啊，大家怎麼都好厲害，然後此起彼落的一個個，跟你分享著肉桂怎麼用，從焢肉、粽子、甜點、桂皮、桂葉，一直分享到，小時候在山裡做事沒東西吃，都會去拔肉桂塞入嘴裡止飢。

教完課程，大家帶著今天自己調配的滾珠瓶禮物笑著說再見。一個八十二歲的阿嬤來謝謝我，她的回饋讓我很感動。阿嬤說著：「老師謝謝，我已經五、六十年聞不到味道了，上了這幾堂課，很開心，而且鼻子都通了，現在香不香都知道了，吃東西也不一樣了。」她好開心的一直笑，我也好開心的陪著她。

人的情緒會隨著感官變化，好的氣味能讓人輕鬆自在以外，記憶中的那個好味道，值得跟著畫面一直留在精采的生活裡。而你喜歡什麼味道呢，那一定有著甜甜的回憶可以分享。會跟阿公阿嬤一樣的滿滿笑容，映在腦海裡、嘴角旁、記憶中、心頭上。

味道——甜馬鬱蘭

味道的喜愛主觀性很強，沒有好壞，只有喜不喜愛。

我最喜歡的精油是甜馬鬱蘭，

清新中帶著微甜的香氣，像是少女般的活潑，又天真可愛。

甜馬鬱蘭對於穩定神經、失眠、肌肉痠痛都能有很好的功效。

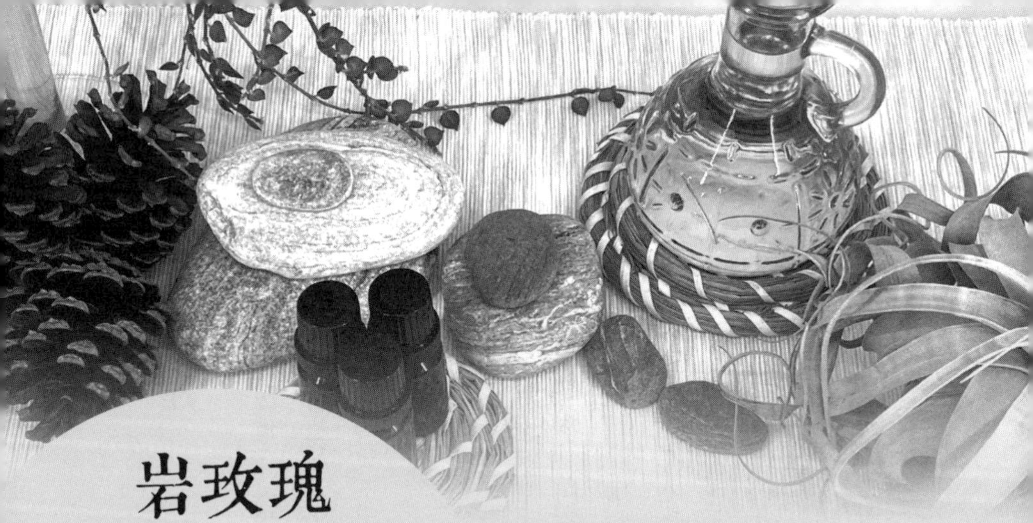

岩玫瑰

古老歷史書寫著的植物傳奇，
濃郁密密帶著泥土的花香氣，
焚香安定醫藥記載，
溫柔堅定大地擁抱，
韌性堅毅克服難關，
保護脆弱不安靈魂。

■精油名稱：岩玫瑰

■植物學名：Cistus ladanifer

■香氣特徵：濃厚重香裡有樹脂的醇厚，能鼓勵表達的勇氣，溫柔修補受傷的心。

■精油小百科：岩玫瑰精油可以安撫焦躁，提供溫暖的安全感。化解糾結脆弱的心靈，並調節自律神經，對於突發的驚恐情緒能撫慰照護。它能平衡中樞神經、促進血液循環、幫助減輕肌肉痛和生理痛，以及傷口的修護癒合。

表達

疲憊下班後的黃昏，踏入病房裡的心疼，
常坐椅子上的深沉，心慌常驚醒的凌晨，
關心說不出的無聲，撫觸心繫著的親人，
緊握母親手的誠懇，表達真心愛的見證。

細心的他是我的學生，在班上永遠都是斯文有禮貌的幫忙大家解決問題。他的母親在安寧病房的不適，特別找我來幫母親按摩。最後的旅程，往往讓人都有很多畫面，母親的用心，對孩子們的愛、教育和包容，一直都讓他心存感恩，也想著方法，怎麼讓她老人家更舒服，於是，我來到了病房。

病房走廊上，簡單打個招呼和他寒喧。

我問著：「請問還有誰在陪媽媽。」

他回答：「還有弟弟，弟弟都坐著，每晚都來，但很少說話，只在角落坐著。」

我關注著弟弟，安寧是個很真實的地方，很多人，不是來不及說愛，而是，根本不會開口，沒學過表達愛，所以一直都沒說。

人依附著自己的習慣過生活，習慣這件事，常常是為了生活而謀合出來的方法，做久了，沒有好與不好，就是習慣了。不表達也是一種習慣，就算是最後，沒有機會學別的方式，也就真的靜靜的不會了。其實在我們身旁或許我們就是那個不會表達的人，謝謝在安寧的旅程，讓我學習成為一個會主動表達說愛的人。

心想著那應該也是，不知如何開始的弟弟。我和哥哥說：「我們邀請弟弟來學，教他幫媽媽按摩。」哥哥是我的學生，對我的邀請願意試試看。

弟弟優秀年輕，有豐富學經歷，在大企業任職。弟弟願意學習的到來，我教著他，先是握著弟弟的手，我感覺到弟弟的疲倦，我說：「你好累，怎麼這麼累。」……第一次問弟弟沒回答……。我還是握著他，再握更長的時間，然後輕輕的問著弟弟：「你睡得不好，怎麼這麼累。」弟弟這次開口了，他說：「怕媽媽有狀況，晚上都會一直驚醒看手機。」點點頭，我們繼續。

他學得很用心又很細心，我們學完後一起進病房，幫媽媽按摩。

離走前，我和哥哥說：「弟弟學得很好，他很累，一直擔心著，都會凌晨驚醒看手機，關心媽媽的一切。」哥哥聽到，非常驚訝。

哥哥說：「弟弟來病房，都不講話，一直默默坐著。」

我說：「弟弟很關心，只是沒學過怎麼說愛，現在多學一個方法表達，他實作，用按摩讓媽媽舒服，開心安穩。」看到哥哥的表情，我知道，讓弟弟學著表達對媽媽的關心有多重要。

幾日後，哥哥說：「媽媽真的很開心，這幾天弟弟幫忙按摩，很舒服。而且，媽媽聽到弟弟會晚上驚醒，都不知道原來這孩子這麼有心，非常欣慰，也有不捨。」

哥哥接著說：「而且按摩讓媽媽很平靜，能好好休息。」看見哥哥的心安和微笑，看到家中氣氛的不同，看著更多的愛表達出來……我相信，媽媽知道，孩子愛她的心意……

這安寧芳療的旅程中，看過很多人不知道怎麼說愛，雖是大人，但在「表達愛」這件事，像個在學走路的孩子，只怕來不及會後悔，能有機會表達，都是福氣。

表達——岩玫瑰+乳香+甜橙

岩玫瑰的深厚香醇，鼓勵表達的勇氣，
乳香的修復重生，安撫曾經的傷痕，
甜橙的陽光動力，活潑關心的契合。

疼惜

當青春無法揮霍，
當呼吸喘息不易，
當苦痛難以停止，
當家人疼惜無奈，
當你我面對生死……

「她好不容易睡了……」護理師嘆了一口氣。

這個好不容易睡著的人，非常年輕。當然，在醫院工作就知道，人生病永遠都和年齡無關。也很美麗。當然，在病房看多就知道，生命精采與否和容顏無關。

不過，因為這兩個因素，總讓人更加疼惜，她所受到的痛苦……

子宮癌症讓她的下半身一直無法癒合，當她想上廁所的時候，尿道、陰道和肛門都要一一清潔。無法休息及入眠，是因為她不肯接受安寧的止痛照護，家人無時無刻的希望她積極接受治療，而不是安寧的照顧。

照顧的選擇中，安寧的意義其實主要是幫助並尊重病人、照顧他們減輕痛苦，讓病患能擁有生命的尊嚴及完成心願，安然逝去，並協助家屬也能勇敢地度過哀傷，重新展開自己的人生。安寧團隊的醫療專業人員（包含醫師、護理師、社工師、心理師、宗教師、營養師、志工等），提供五全照顧（全人、全隊、全程、全家、全社區），協助病人緩解症狀，尊嚴善終，同時更陪伴家屬，讓生死兩無憾。

而在這家人身上，他們總覺得還好多事沒做，還好多愛沒說，還有好多感受都沒有經歷……還有好多好多，還不了解安寧的好，更多的是，還沒有勇氣面對。

願意開始接受安寧的轉機起源，是因為護理站想盡一切辦法，最後找來宗教師的安撫，讓她安心的使用止痛藥劑，得以入眠。看著她的臉，看著身旁照顧她的人，想著她還有個妹妹每天夜裡都來守護著她。緣起緣滅的智慧，真不容易。疲累的不只是身體，還有糾結整個家的心。多少共同的回憶和不捨，更需要家的支持，才有力氣踏出腳步。

我來到病床旁，點上薰香，帶著舒適的氣息來照顧她。輕輕的上油，緩緩的握著她的手，沉沉的睡容中，她知道有人，她的臉上有點笑意。就這樣，握著她，慢慢的開始按摩；安撫著呼吸、身體與不捨的心情。從消瘦的手臂、脆弱的肩頸到淒白的臉寵，無力的雙腿，一直守護著，撫觸的按摩著。漸漸的身體有溫度了，漸漸身體開始熱了，循環開始動了，氣色開始暖了。最後，在她的額頭上輕撫著、安慰著、疼惜著，像是保護孩子那樣的溫柔。讓她更舒服的被照顧著。

人生都有最後的旅途，無論老天決定我們何時面對，都是一個考驗。願自己能在每個旅程中都能表達自己的感謝及愛，無遺憾、安穩的走著應有的步伐。並於最後的旅途中，平靜的面對生命所有的路程。縱使黑夜，也有光明照著過往的路……

疼惜——岩玫瑰＋沒藥

岩玫瑰的安撫加上沒藥的沉靜，
希望她能好好的休息，
暫時拋開病痛的苦。

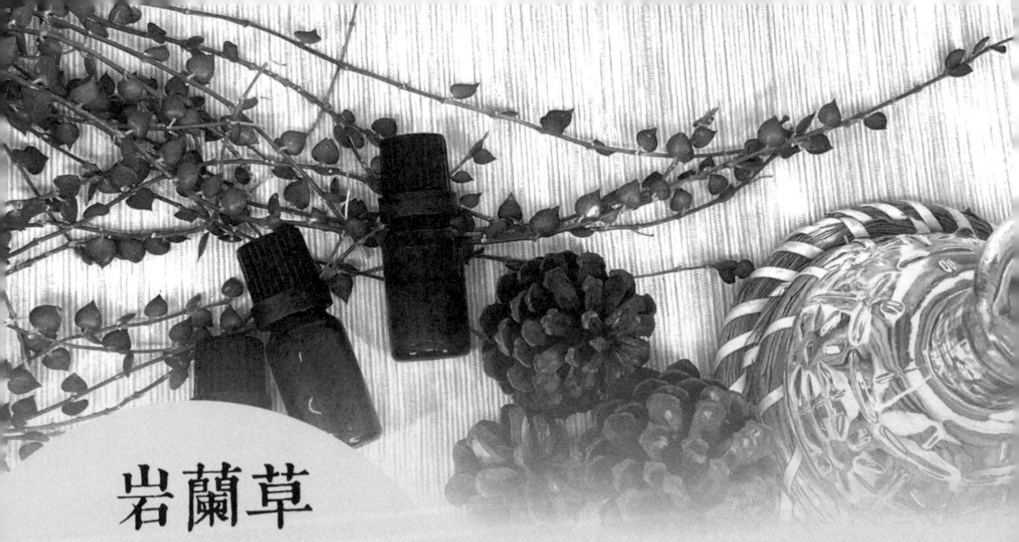

岩蘭草

雨後土壤，淡淡藥草味，
密濃不化，煙霧層次感，
深根固穩安心香，
獨特氣息鎮定佳，
放鬆之王美譽名，
撫平深淵安定踏，
開運補氣顧四方。

■精油名稱：岩蘭草

■植物學名：Vetiveria zizanoides

■香氣特徵：濃郁的草根與青苔氣息，豐厚深層穩定力量，也常使用於氣場穩定的照護。帶來安定與支持。

■精油小百科：岩蘭草用於神經緊張、敏感、恐懼的放鬆。遇到較深層的心理問題，因緊張、情緒失調、壓力造成的失眠有不錯的效果。對抗酸痛及風濕關節炎的疼痛問題。滋補生殖系統，平衡中樞神經，增強免疫力。

陪伴

眼神不定的看著所有人，
喃喃自語的說著體不適，
情緒起伏的掛著心頭慌，
輕柔緩緩的握著她的手，
別擔心，大家陪著陪著……

帶著一抹香氣，我走進了這個房間。阿姨七十多歲了，要用什麼形容詞來說我看到的她呢，氣質高雅，卻掩飾不了莫名的慌張。

她不停問身旁的兒子重複的兩個問題，「什麼時候會好，真的會痛……」、「我們什麼時候要回家……」旁邊的兒子充滿耐性的安慰著自己的母親。

害怕與不安，充斥著病房的每個角落；惶恐與憂慮，陪伴著母親的分分秒秒；疼痛與煩躁，包圍著身心的脆弱時刻。

該怎麼讓阿姨沉靜下來，我想，啟動香氣照護吧。觀察了一下，媽媽沒啥注意我進到這個空間，打了個招呼，我邀請兒子，請他一起來幫媽媽按摩，用芳療的香氣與觸覺讓她有安全感讓慌張解鎖。

兒子是大哥，五十多歲，在安寧病房當志工，做事盡心盡力，大家都很謝謝他的幫忙。當然，生老病死、悲歡離合這個人生的路，他也會遇到。最親愛的母親，生死這件事，更好的安排就是讓她，好好在安寧讓護理人員照顧。

兒子同意了一起按摩的邀請。有趣的事情發生了，當我握到大哥的手，我發現，他的身體，從手指間到腳底板都是僵硬的，那個僵硬的程度，像鋼鐵一樣。所有壓力讓他一肩扛，還要很從容的面對處理，不容易呀。我握著他的手，然後，試著把時空感轉移，像玩遊戲一樣的，邊微笑邊搖著大哥的手，搖著搖著和他說：「大哥，我們現在是幫媽媽按摩，不是技術員面對機器，這樣太剛硬，你要先放鬆，媽媽才會舒服哦。」這時候，他才意識到，他的身體和心一樣，放不下的事情，太多了。肢體不知不覺的透露著，藏也藏不住。原來，學習陪伴的，不只是對媽媽，還有對自己。先讓他學著，讓自己放鬆，才有辦法繼續。

兒子果然是一個能信任的人，一提醒，一專注，就開始學習變鬆，學得很好。告訴他，媽媽在病房很緊張，她愈不穩，我們就要更慢、更貼的照護著媽媽，讓他感覺到心安，讓自己定下來，媽媽也會因此安定。確定學會了，而且他的速度與心情夠鬆後，我們便一起幫媽媽按摩。按著按著，那撫著觸著的輕柔力量發揮了作用，阿姨平靜了下來，可以開始用緩慢的速度說話，眼神不再飄移，沉穩許多，開始能說點笑話，徬徨的情緒冷靜下來了，可以好好講話。教完他們，把油留下，讓親子繼續，一起保留著，用觸覺書寫的情感連結。

親子的互動，不是只有無限的愛給我們的下一代，回歸我們的父母，他們更需要陪伴及愛的擁抱。

陪伴——岩蘭草＋檸檬

岩蘭草溫和紮根的穩定度，
搭配檸檬清新冷靜的力量，
照顧著需要陪伴的一家人。

秋冬

一張桌，孩子長大後變成了幾個家；
一雙手，養兒育女後經歷了幾個秋；
一個娘，年老殘風後支撐了幾個冬；
一轉身，癱軟無力時喚過了幾個求。

天氣冷冰著，是秋冬常見的事；空氣冷濕著，護理站忙碌依舊。我手上接著要服務的表單，護理師說：「阿嬤的家人很少來，都請看護陪伴。她一個人住。」

準備好用品到阿嬤的病床前，有看護陪著她。觀察著阿嬤，她雙手水腫、壞死的筋膜炎、指甲都快脫落，嘴裡隱隱的哀息聲，因為無力而小聲不停喃喃著，癌末的身心，多少不適，我們無法體會。面色怎麼形容，真的一個字，「苦」，和冬天一樣，都是尾聲，希望能好好度過最後人生的安穩日子。

看護是個印尼媽媽很客氣，面帶笑容的看著我。和她說明芳療照護要做的事，邀請她一起幫忙。看護的用心非常深刻，比我看過的任何一個人都還細心，她總是兩顆眼睛緊緊地盯著我的每個動作。

點上薰香，我先幫她按摩，讓她感受一下力道及貼著慢著的技巧，就是這樣緩緩的節奏，慢慢的從手開始溫柔的撫觸著。印尼媽媽在學習過程中，不停重複確認，非常認真。等一切就位，印尼媽媽也熟悉無誤後，我們一起幫阿嬤按摩。

慢慢的，我們從手開始，手先握著，阿嬤的哀息聲停了；緩緩的，開始按摩貼著手掌、手臂，這時阿嬤的眼睛閉上休息了；細細的，潤著油品順著皮膚慢慢的按摩；靜靜的，陪伴著阿嬤呼吸著；漸漸的，溫暖了阿嬤的身與心；阿嬤在嘴角揚起淺淺笑意。她的身體鬆了、鬆了。

按摩完手後，再來是腿部的照護，接著看到印尼媽媽非常熟練的說，要幫阿嬤按背，一把就將阿嬤抱起，整個貼著她自己的身體，按摩阿嬤的背。阿嬤很幸運有如此好的她陪著。體貼她的用心，我從後肩、背部慢慢緊依著按摩。非常無私的氣氛，非常愉快的眼神，她真是個善良的人。

按摩結束，很開心我們兩人默契一百分的彼此合作，我問著印尼媽媽：「阿姨，來照護阿嬤多久了呀？」她說：「第一天來。」第一天，好深刻的答案。我說：「我以為妳來陪阿嬤很久、很有感情了。」她羞赧的說：「沒有啦。」

用心陪伴的短短半小時，我想，溫暖的程度，勝過幾個在家的秋冬。阿嬤好福氣，遇到這麼好的印尼媽媽陪著她。願一切安好自在，好好休息不再哀嘆，安心度過接下來的人生秋冬。

秋冬——岩蘭草＋黑胡椒＋甜橙

濕冷秋冬中，
岩蘭草濃厚的沉穩讓安全感加溫，
增添的黑胡椒帶入暖心增熱的好，
用上甜橙清新陽光帶著安定的香。

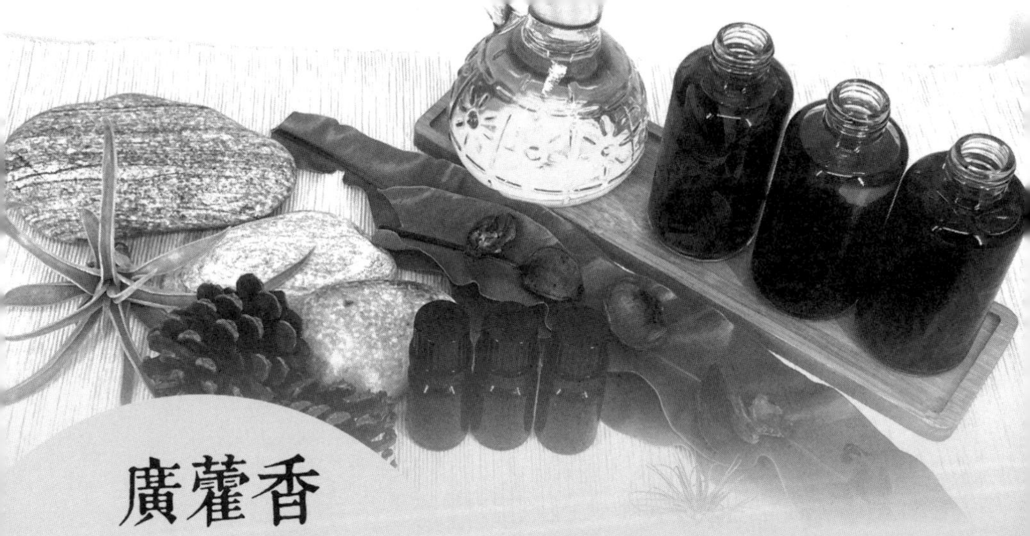

廣藿香

強烈帶有溫暖的厚韻濃，
古老航運的防蟲衣布香，
開啟市場的寵愛風采史，
高雅沉穩的東方貴族氣，
洋溢馥鬱的煙薰藥草味，
焦慮穩定的幽美迷人香，
重燃熱情的男女催化素。

■精油名稱：廣藿香

■植物學名：Pogostemon cablin

■香氣特徵：大地藥草泥土氣息，深層樸實的沉穩豁達香調，暖性、踏實及連結情感的獨特，常用於香水配方。

■精油小百科：廣藿香沉穩的香氣安撫穩定情緒及煩躁的心，來放鬆、減壓，幫助冷靜面對問題。也用於慢性疲勞照護、水腫、坐骨神經痛以及促進消化。對於皮膚鬆弛、肌膚修護、平衡排汗也有效益。也是用於性感提升的好幫手。

聚

懼怕生死，睜眼難閉的心深處；拒絕離開，關係道別的不捨苦；
鉅細靡遺，擺渡人生的勝與負；劇場落幕，熄燈回歸的孤獨處；
句點畫下，分分秒秒都停止住；聚散放捨，珍惜當下的智慧路。

聚散，是個每天都在練習的習題。「再見，拜拜。」尤其如果又加個小寶貝的暖心擁抱，更能安穩微笑度過。就算是和美好的青春離別時，再怎麼沒玩夠的不甘心，也都還在體會中繼續旅程。然而，告別的是自己的身體，需要什麼樣的準備和練習……

走入病房，奶奶默默的坐著，照顧病床上的八十多歲爺爺……

病房內，安靜，空調聲，變得很明顯，冷白的燈光，清楚的照著爺爺的臉；眼簾裡，瞪大，黑與白，變得很分明，細膩的血絲，交織的纏在爺爺的眼；手掌心，冰冷，無力的，變得很憔悴，淺薄的皮膚，明顯的映著爺爺血管的流。

這一切，告訴我，要更小心溫柔。問候著奶奶，告訴她要幫爺爺按摩，並邀請她一起來照護。奶奶願意學，教導了奶奶讓她體驗過後，開始我們的按摩。奶奶開始擔心她做不好，不想讓她不自在，我請她就握著爺爺的手。握著就好。

安定熟悉後的奶奶，聊了起來，說著和爺爺相差三十歲的愛情故事，從歲數差距的家人反對，她和爺爺不顧一切的出走跟隨，兩人共同牽手要在一起的執著；說著爺爺疼她，共組家庭後，極盡溺愛的婚姻生活，相知相惜的過往光陰，從無到有的一切。她說她都記得。那負責任的爺爺一肩扛下所有事情，從不讓她吃苦受寒；講著那不服輸的爺爺，到七十六歲時還硬要自己釘家具而受傷的堅持。

那個倔強，就算是現在，病床上爺爺的眼中，依舊展現無疑，剛強堅韌。更特別的是，爺爺是我唯一遇到，按摩時不願閉眼休息，甚至按摩途中連眨眼都沒有的。永遠雙眼瞪大著。

我問著奶奶：「請問爺爺的睡眠狀態如何？」奶奶說：「快兩週了，爺爺都不睡，眼睛一直睜開，藥物才能入眠。藥物的效果大概就二～三小時，之後，他又開始瞪眼不休息。」我想，可能爺爺心裡害怕，害怕眼不睜，所有的所有就會過眼雲煙，消失面前。我無法感同身受，只能藉由芳療的疼惜，植物療癒的美好，適度加入溫柔的照護。

緩緩輕柔在眉宇之間，慢慢順著眼部肌肉，按摩著爺爺。終於，那個因為懼怕而拚命用力的睜眼，漸漸的開始有其他動作，也願意闔上休息。而這個按摩，接近一個小時，總算，爺爺可以好好休息了。看著奶奶分享著爺爺這輩子對她的疼惜，也珍惜著這段人生路的陪伴，就算到最後時光，都還是滿滿的幸福。

聚——廣藿香

廣藿香深層溫潤的平穩給懼怕的心，歸屬的方向，給聚散的心，穩定的呼吸。

廣藿香也是男性香水的常用選擇，讓男士有沉穩的安全感。

回家

知道會有這一天，
幽幽想著怎面對，
撒嬌說會再相見，
此生精采人生緣。

回家，人生路的長度都不會是我們知道的，而怎麼欣賞並融入沿途風光，卻是我們能夠精采與眾不同的地方……

阿嬤很開心的看到我來，這次第三次相見了，依然欣喜……。阿嬤說：「妳來妳來呀，幫阿嬤看看。」旁邊的阿姨不好意思的看著我說：「不好意思，我怎麼幫阿嬤按，阿嬤都覺得不太對。」我微笑的跟阿姨說：「沒關係，不用太緊張，很簡單的。那就再教一次。」一樣的，我們從聞香開始，一樣的，又一起溫柔的握著阿嬤的手，一樣的，又開始按摩。

阿嬤非常可愛，而且她的身體永遠都能熱情的即時回饋反應。按著按著，阿嬤的肚子咕嚕咕嚕，放屁屁咘咘咘，身體熱了起來，整個臉也都亮了。照顧的阿姨心滿意足的，覺得終於做對了，鬆了一口氣，去買中餐裹腹。我在病房內，繼續幫阿嬤按摩。

香氣圍繞著我們，阿嬤的眼神鬆了，靜靜的跟我說：「差不多要回去了。」我說：「阿嬤好呀，可以回去好好休息。」阿嬤說：「佛祖不知道會不會來接我。」這時我才知道，阿嬤講的回去，是生死……。我說：「會呀，阿嬤這麼善良，而且孩子孫子都長大了，可以心安了。」

阿嬤靜靜的看著我……

我說：「阿嬤，我們以後在那邊相見，妳也要記得我哦，要跟佛祖說我有乖乖哦。」阿嬤眼睛突然有光的問著我：「啊……妳叫什麼名字。」我說：「我是佳宴。」阿嬤應著我說：「好，知道了……。」香氣溫潤在整個空間，笑容停留在我和阿嬤之間。

八十多年的歲月，歷史的過往寫著一生的記錄，從貧困時代出生的啞啞學語，一睜眼起床，就為了吃飽而努力，從小就要上山幫忙才能有一口飯，沒機會上學只知道生存不易。青春年華伴來的即是相親，找個好人家才是應該。接著又進入另一個家庭，做別人的媳婦，捧著別人家的飯碗，繼續努力。小孩的出世，又把所有焦點，放在這些象徵著未來的娃娃們身上，從生兒生女就有不同待遇的人生苦辣，到孩子能不能出人頭地的際遇酸甜，又落在她肩膀。家庭種種壓力不斷，公婆生病的照顧，兒女結婚後的幸福與否，她也繫在心上。一直到孫兒女出生，還是她幫忙分擔照顧，直到孫兒女長大。

最終，老了，身體衰弱退化生病，身心考驗從來不少。經歷那個年代，不停的付出才是最大的價值。最終伴著這條人生路的苦辣酸甜，等待回到天上的家。

阿嬤，謝謝妳可愛的笑容陪著我一起，祝福妳和佛祖做好朋友，要記得和佛祖說我很乖哦！

回家——廣藿香＋沒藥＋檸檬

廣藿香＋沒藥的沉穩豁達，

搭配著檸檬的清新甜酸，安心回家是最後的道路。

互動

香氣的芬芳，植物的魔力，伴著小天使們的學習，
安穩的按摩，溫暖了身體，解開緊張繃住的身體。

今天的腳步來到一個特別的地方，聖嘉民啟智中心。坐落於三星鄉美麗鄉村，聖嘉民天主堂聖地在旁帶著祝福，照顧著這群需要保護的孩子。

孩子展現可愛的笑容，當然，他和我們一樣，有自己的感受；不同的是大腦與肢體的狀態，他們可能比較慢，甚至無法表達自己。有的孩子無法自行活動，四肢無法控制，坐在輪椅上或是躺在病床上；有的孩子，無法控制自己的行為，會有大叫，或是手不自主揮舞的狀態。靈醫會呂若瑟神父的大愛，把他們一個一個接出來，受到更好的照顧，不再是被欺負的無辜角色，也讓家長喘口氣，有更專業的方式來照顧這群孩子。而他們平均年齡都成年了，珍貴的是，他們的單純和反應，就像孩子。

今天上課，我們用植物的香氣魔力帶領著，走進芳療的美麗世界。

芳療除了精油，用著天然的植物功效外，更連結到人的感官照護。

嗅覺，從清晨初放的花園玫瑰開始，濃濃拿鐵搭配著奶甜鬆餅的香，一天的甦醒，還沒睜開眼，這些美好就透過鼻腔，告訴著我們早安。嗅覺是感官裡面，反應時間最短，而且還不用進入大腦皮質就能反應。孩子們手上拿著一張張的嗅香紙，好奇的聞著。大家對嗅覺的反應，也是這麼快速。喜歡和不喜歡，一拿到「臉上」就刻畫著他們的喜惡。

這裡的孩子語言表達較弱，甚至一些孩子都已經很久不講話。上課時鼓勵著他們嗅著，詢問著他們分辨出來的香氣，許多不說話的孩子，都能出聲說自己的感覺。像是柳橙汁的味道、花的香、櫥櫃、泥土、拜拜的香等，都能具體表達。而驚喜連連一直從頭瞪大眼的人是，中心的老師們……。看著老師一直感嘆著，原來，這孩子還會講話，那孩子知道別人在說什麼……

香氣很有趣，就這樣，很開心的聞著，感受著今天上課的植物韻味。聽著他們的形容，慢慢知道他們的小世界裡住著什麼樣的氛圍。像是小兒麻痺、腦性麻痺行動無法自主的孩子，他們喜歡什麼味道，讓你猜猜？他們愛廣藿香的濃厚感，喜愛的程度是整個眼睛瞪大著、笑著。自閉症的孩子們對於天竺葵和檸檬草的喜愛度就遠遠超過其他香氣。而輕度症狀的孩子們，對於甜橙及廣藿香的合作則是愛不釋手。猜一猜，什麼味道魔法棒一揮，這些興奮的孩子們馬上安靜如夜，更勝薰衣草的答案是，甜馬鬱蘭。果然，甜馬鬱蘭對腦神經的鎮定有神奇的效果。

芳療另一個照顧的感官，觸覺。觸覺從簡單的，脫掉鞋子光腳感受著草地；寧靜的小溪撿拾著河底的石子；孩子們玩累了，躺在母親的懷裡……這點點用心的感受，都是它的美。許多關於安全感的論文研究，都寫著感官觸覺對人的安定重要性。

而延伸芳療應用的觸覺，我們的方式是按摩。用著特別設計的方法，讓中心老師輕鬆學會，帶著學員們互動，更是讓孩子們學，鼓勵他們自我照護。甚至能幫老師們按摩，當然教學過程中有很多可愛的過程，謝謝中心老師的辛勞，讓彼此在香氣中有著不同的交流。另一個照顧到的是，肢體緊繃的孩子，手腳不自主的用力無法放鬆，也因芳療的照護，慢慢舒緩了身軀，而更重要的是收到孩子們回應的笑容。

互動——廣藿香＋甜橙

甜橙的陽光滋養，

帶出廣藿香濃厚層次的溫柔韻味，寫下篇篇美好互動。

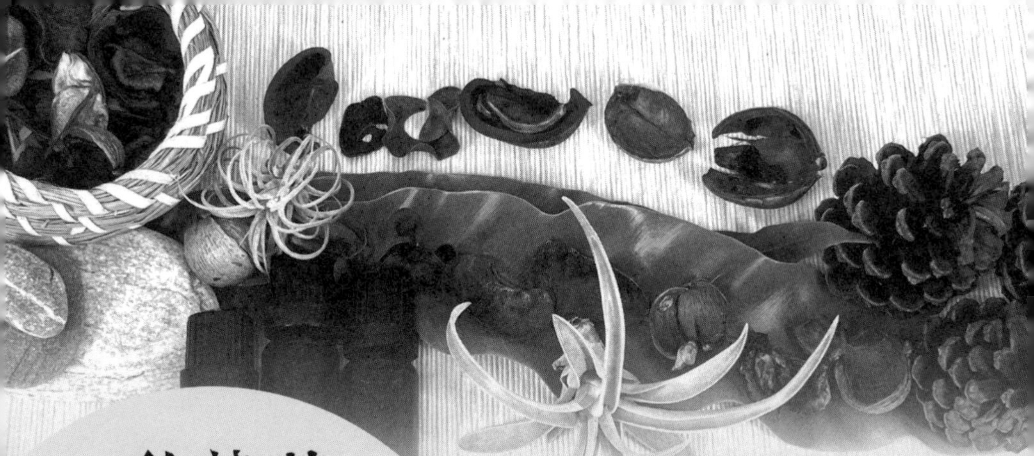

綠薄荷

綠葉片片，提神解鬱，涼爽宜人，
回憶童時口香糖的清嗆舒暢好滋味，
長輩最愛的熟悉安定清爽感，
消除疲勞安神安眠的好幫手，
腸胃保健清新空氣的常備款。

■精油名稱：綠薄荷

■植物學名：Mentha spicata

■香氣特徵：熟悉的清涼舒暢，尾韻帶點甜的新鮮薄荷香。廣泛運用於肌肉舒緩、口香糖與口腔清潔產品中。

■精油小百科：綠薄荷的清新具有淨化與振奮情緒的效果，因此適於增進專注力及給予正面能量。能緩解神經緊繃及肌肉關節的照護。也常用於消化道像是嘔吐、脹氣、便祕與腹瀉。可放鬆胃壁肌肉，紓解打嗝與噁心感。

掛念

一位四肢瘦弱，肚子卻脹大快爆炸的大哥。
一張圍滿儀器，掛著有一瓶瓶點滴的病床。
一位隨時待命，熟悉身影用心陪伴的嫂子。
一個忍住疼痛，身心疲憊無法自主的靈魂。

這是今天的病房。大哥好不容易，擠出那一點點的微笑說，謝謝我可以來幫他按摩。其實他真的很有誠意，因為如果是我痛成那樣，應該開口閉口都是髒話……。尤其是，我才剛進病房他就吩咐大嫂洗水果給我吃。多少的掛念在他的生活都是習慣。

疾病會讓人有很多的不適，常常情緒不定、無法入睡、食不下咽、身心俱疲。大哥的肚子脹到肚皮緊繃。身體的考驗一刻也沒停止。那就按摩吧，握著他的手開始感受……

冰冷的指掌，彷彿清晨湖水的凍；微弱的手臂，曾經支撐整家的樑；喘短的呼吸，需要更多安全的靠；皙白的臉色，眉宇多愁苦澀的憂；脹大的肚子，掛念全家心中的愁；細瘦的雙腿，勞碌青春陪伴的走。

病痛從來就不是三言兩語能說完的事，這樣的日子也不知道過了多久，身與心的疲憊，從握手那一刻，開始感受得到。按摩手和腳時，大哥手腳纖細的程度，不知多久無法好好吃穿，甚至安心入眠。接著按摩鼓大的肚子，有隨時爆開的感覺，那，多不舒服呀，無論裡面裝載著什麼，都希望能讓它先空掉一些。身體的考驗，我們常常到了生病才知道，呼吸有多不容易，又急又喘的爭取每一口，甚至喘到連躺下的資格都沒有，只能坐著，也不知如何是好。無助無力的感覺，沒有人想經歷，卻又真實上演。

大哥的肚子慢慢在動了，呼吸也開始平順……。芳療照護完畢，輕柔細細的陪著大哥的身體走一圈。他的皮膚開始有血氣，肚子也咕嚕咕嚕的動了起來，然後一直放屁，一直放屁，終於，鬆了……。大哥有了笑容。

和大嫂教著怎麼按摩讓大哥更輕鬆，設計的很簡單就是希望能好好用，配好的按摩油留給他們，想讓大哥和大嫂都開始有微笑的生活。

其實大哥是個很細心，很掛念的人。從一進病房，按摩每個部位的枕頭擺設，直到結束的感謝，他的心沒休息過。他是我見過第一個，心存這麼多掛念的病人，明明虛弱到不行，還是硬撐著什麼都要照規定做好。我想，他對他的家就是這麼重要。掛念是一種生活，也是一種習慣跟直覺反應，想起了他的肚子，或許是堆積的憂慮，或許無法分割的家庭責任，願能靠著按摩那緩著慢著的照護提醒，讓身體開始把腫脹慢慢消退。

掛念——綠薄荷＋維吉尼亞雪松＋檸檬

綠薄荷的舒爽，
維吉尼亞雪松的穩定，
檸檬的清香，
脫離一下思愁的掛念，清爽中又有穩穩的安全感。

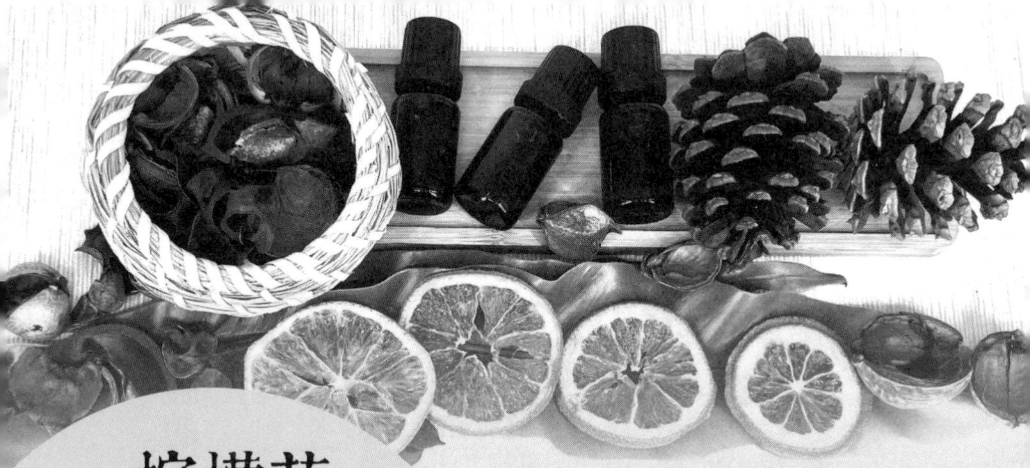

檸檬草

微風輕撫，絲絲相扣，
長草漫漫透著檸檬清新香，
累月疲憊復甦新生的祕訣，
對抗蚊蟲抑菌除臭的妙方，
激勵向前促進循環的幫手，
清新舒爽冷靜面對的芬芳。

■精油名稱：檸檬草

■植物學名：*Cymbopogon flexuosus*

■香氣特徵：香茅青草綠帶著清新檸檬香。生命力旺盛、適應力強，薰香時，能清新提振激發效果。

■精油小百科：檸檬草用於勞累思緒混亂不清時，能提升活力與冷靜思緒，增加生命韌性，及堅強的勇氣。能預防感冒，肌肉酸痛，有助於消化系統，以及血液循環不良造成的頭痛、偏頭痛也有很好的療效。也可驅蟲防蚊。

溫暖的午後時光

回到身體的感官，
體驗芳療的精采，
豐富應用的課程，
看見互動新生命。

溫暖的午後時光，澎湖惠民啟智學童的團體療癒芳療按摩課開始囉。說難不難，說簡單不簡單；不難的是，反正大家都有手可以動動，不簡單的是，這群學員用口語表達的溝通方式我也不會，還好，今天按摩課，摩拳擦掌就是了。啟智中心照顧著智能不足的學童們，有的孩子會有肢體障礙的問題，他們需要更細心更柔和的照顧，那就用我們的芳療方式啟動這治療。

惠民啟智中心是澎湖唯一照顧啟智學員的地方，由天主教靈醫會的呂若瑟神父創辦。三十多年前，澎湖還沒有啟智照護觀念時，一家一戶去拜訪了解，再把這些需要特別照顧的孩子，一個一個帶來照料。不但減輕了父母們不知如何照顧的壓力，並結合惠民醫院的專業，讓他們有更好的照護方式，用他的愛與關懷，建立這個溫馨有愛的天地。一直到現在，只要是為孩子們好的，中心都盡力去做。也因為這樣的緣分，受到他們的邀請，來澎湖教這些孩子們。希望用不同以往的方式，讓他們有新的學習，能更進步更開心。

老師的第一個祕密武器，薰香，嗅覺，先上場。

點上香氣，你會發現，孩子們的表情馬上就不一樣，臉上除了開始微笑外，還有很多好奇的問號。嗅覺是很新奇的，在愈單純的孩子身上，愈能發現嗅覺對情緒的調整功效，反應得極為迅速。點上香氣以後，情緒與觀察馬上就開始啟動。薰上清新帶酸甜的美好氣息，讓他們開始刺激著感官，活化著大腦，慢慢有趣的運轉著，想像不同的教學。

第二個祕密武器，音樂，聽覺。

啟智的這些孩子們，有一個特色就是，不容易靜下來，所以要學一個新的東西，還真的需要方法，才能讓他們了解，於是我們用較慢的輕音樂讓他們漸漸緩下來。才有空間學習新東西。

第三個祕密武器，按摩開始了，觸覺。

請惠民中心這些充滿愛的老師們一起參與。我們換一個方式來了解孩子，用手的撫觸按摩開始。從單純幫著孩子按摩，逐漸地和孩子們一起的團體按摩，看著他們滿足的表情，並幫著彼此舒壓，我知道，感官的啟發是很有趣的課程。這些孩子，在感官上或多或少都有缺陷，而，當五感中缺少一種的感覺時，上帝就會讓其他的感覺更為敏銳，所以看不到的孩子，聽覺非常活躍。

帶著他們從認識手肩頸背、玩遊戲，互相按摩，我們上了一堂，不是用語言的課程。謝謝孩子們，因為你們回饋給我的，也是無法用言語表達的開心，而我在你們身上學習的，是我一輩子都忘不了的，那個最單純的愛。

溫暖的午後時光——檸檬草＋澳洲尤加利＋葡萄柚

夏日的午後時光，
檸檬草的大地草原，
澳洲尤加利的清爽微風，
葡萄柚的陽光香甜是最好的享受。

珍惜

珍惜著一切生命所有的人，
也會是人生中最幸福的人……

帶著芳療師們來到安寧幫忙，我們很幸運的，遇到一個非常可愛的阿嬤。從一進病房，就用笑容迎接著我們，八十多歲的她，很愛熱鬧，開朗自在，看著我們要幫她按摩，開心的不得了，不過我今天的工作是，陪她聊天，讓其他芳療師按摩。

聊天不難，因為阿嬤會主動分享她的人生故事。從她的另一半開始，也就是從婚姻這條路，跟我們介紹她的一生。阿公很帥，有名的帥。在以前的年代還有招贅的風俗，阿公一無所有，所以選擇用入贅的方式。阿嬤一直說：「全部的人都問阿公為什麼選這麼醜的？」阿公說：「好看有什麼用，賢慧比較重要。」至於，阿嬤覺得這件事有多重要呢，因為這個故事大概……重複了三次。呵呵，所以阿嬤對阿公的慧眼獨具十分欣賞，而且也很謝謝老天給她這麼好的老公。

阿嬤還說：「我從來沒有休息過，就是每天一直工作一直工作，也不會覺得累，而且也不用出去玩，就覺得工作很開心……。」啊，她這個境界也不是一般人有的，所以，難以想像。而我的印象中，上一個和我分享著，一直工作都不休息的人，也是七八十歲的阿嬤，這是上一代的人生價值之一，講著自己多麼認真的用工作來過日子。

再來，說到自己工廠一路的興盛到凋零的歷程。愈聊天愈覺得，阿嬤是個特別開朗的人，都能把一切不如意的事，轉換成生活的一種智慧。當然，在五十年後看待這些事，都能一笑置之，但是我想，當身處困頓時、財務危機時、進退兩難時、風雨交加時、人情世故難以面對時，家中還有老小需要照料時……所有的箇中滋味，也是人生。

最重要的是，阿嬤有件事，她非常珍惜，珍惜到，從開始到結束，應該最少講十次以上，就是「洗頭」。她說：「我來安寧病房已經洗過兩次頭了，很舒服。」並且誇著桃園醫院安寧病房的護理師們，對她有多麼的照顧及疼惜。沒想到吧，對我們來說，簡單的清潔，到了需要人照料的時候，那是一種奢華的幸福。

按摩完，心滿意足的阿嬤，結合了洗頭按摩及護理人員的關心，說著自己是最幸運的人。可愛的阿嬤，謝謝妳，帶著我們觀看生命，原來無論在什麼時間，什麼階段，都要珍惜自己所有的，看到自己所有的，並時時感恩。用什麼態度看待生命，就決定著自己能有多幸運。

隔週去病房時，阿嬤回家休養了，祝福阿嬤。生命中最能珍惜的人，也是最幸福的人。謝謝您教我們怎麼看待人生……

珍惜——檸檬草＋乳香

檸檬草的清新氣息和植物的生命韌性，能襯托出生活起伏又堅強的勇氣。

乳香的神聖淨化和沉靜氣質，給予我們安定的心。

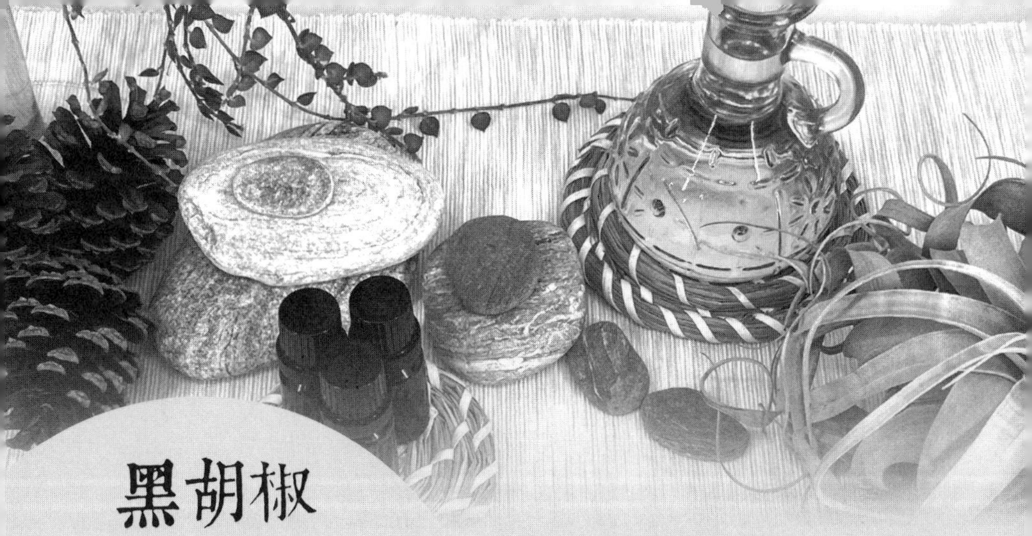

黑胡椒

蔓藤常綠掛著顆粒果實，
小巧嗆辣利益一方天下，
辛香帶暖幫助恢復活力，
健身酸痛循環活絡肢體，
保胃整腸消化燃燒脂肪，
激勵身心加油重新出發。

■精油名稱：黑胡椒

■植物學名：Piper nigrum

■香氣特徵：自古以來，黑胡椒辛香味就在調味與醫學應用。辛香感，溫暖的甜味，能促進全身循環的動力。

■精油小百科：屬強化心靈激勵暖性的精油，適用於精神萎靡時。能增進食慾，促進腸胃蠕動、消脹。緩解肌肉和關節疼痛，改善免疫力。香料類的黑胡椒能加強循環，並改善冰冷的四肢及酸痛。

種子

人們，永遠是忙碌著，來回不停；
時間，一直的走動著，匆匆不斷；
故事，用生命書寫著，真切不滅；
種子，默默在發芽著，生生不息。

十週年安寧病房成立講台上，大哥謝謝安寧團隊在太太生病時候的支持，及全方位的守候。回憶湧上，大哥說，他要謝謝精油老師幫忙……。我也還記得，太太走後，大哥還捐贈善款支持安寧的芳療照護。

想起了幾年前的相遇……。太太是位年輕老師，有兩個就讀國中的可愛女兒，骨瘦如柴，百病纏身，就醫過程艱辛，讓人不捨。還記得第一次去做居家照護的芳療按摩後，護理長分享著她的感動，第一次看著她睡著，第一次看到她會笑……

人，面臨分離時，真的很脆弱。照護中不停變更著自己的意向。

那是真切的生命……。太太一下可以接受安寧，一下又堅持，無論如何，都要看著孩子長大，深愛她的先生當然不捨，勸她，安寧是最好的選擇。

那是真實的抉擇……。這些卻也成了吵架的起火點。情緒不穩的糾結著，更耗損著彼此的愛和信任。

那是真誠的感動……。反反覆覆的時間即將到臨，卻仍然沒有勇氣面對的一家人。安寧團隊一路陪伴，相助著病人身心的變化以及整個家庭的彼此照護。

還記得我們第二次服務時，教著兩個寶貝女兒如何芳療按摩，不只是對生病的媽媽，還有身心俱疲的爸爸。療癒，讓孩子能為父母按摩，用觸覺，更貼近更感受愛。兩姊妹認真的學，眼神中的堅定，是讓人無法忘懷的。我們一起按摩，兩姊妹看著彼此，慢慢的同步調一起進行，媽媽漸漸沉穩的休息、睡著了。妹妹繼續努力，幫著緊張不安、放不下的爸爸按摩。

那天，整個家都有笑容，香氣撫著甜蜜的笑，相愛潤著暖和的手，相伴繫著熱乎的心窩，相守惜著緊密密的家。

那一天好柔好柔……。用觸覺按摩表達愛的家人們。我們常只用言語來表達，很多事說不出口時，試試用撫觸來關心，是天生就會的，只是我們漸漸在忙碌、麻木、憂慮的生活，失去最純真的感受。

多年後，大哥還記得，陪伴他們走過那段路的香氣，像種子，只要有播種的機會，在人生路上發芽，能有需要它的地方。讓這一切的美好，繼續在適切的地方，繼續成長。如果可以，幫你愛的人按摩，握握他的手，抱抱他；愛得愈及時，愈能珍惜所擁有的一切。謝謝安寧病房的老師們，讓我有機會懂得這一些。也希望愛的種子能在需要的地方繼續發芽。

種子——黑胡椒＋山雞椒＋羅馬洋甘菊

黑胡椒的香料種子活力，
山雞椒陽光香氣種子新生，
羅馬洋甘菊的安撫鎮定，
讓種子有力量的繼續發芽……

開心

靜不下來的深處，
帶著擔憂一切的沉重，
疾病會讓笑容也變奢侈，
搖擺路途中，很難得自在。

被困住的旅程，忘了身旁有關心自己的人，甚至會忘了打開自己的心。病痛從來不簡單，而身在其中時，你我又會如何面對這個路程。那不僅是考驗，更像是個剛學走路的孩子，每一步都可行，每一步又都不易走穩。

護理長帶我進到修車阿伯病房，今天也是他接受安寧照護的第一天，臉色凝重，心事重重，臭臭的臉。照顧他的人是他的姪子，非常盡心盡力的給予身體上的協助。護理長開始簡單介紹著：「以前神父們的車都是阿伯修的哦，阿伯都給神父們最大的支持。」我說：「阿伯好厲害，神父們能跑這麼遠去救人，都是阿伯幫忙的。」我自顧自的講話，阿伯他老人家連看我一眼都沒有，我想，他真的「心很累」。

簡單說明今天要做的芳療照護，我放上音樂，點上薰香，配好按摩油，看著阿伯輕輕的說：「阿伯，我來幫你按摩。」我緩緩牽起他的手，手很冷，慢慢的先溫熱熟悉著這一切，一邊寒喧說笑，一邊用心的慢慢開始按摩。旁邊照顧他的姪子，也應我的邀請，來幫阿伯按摩，讓他試著放鬆，好好休息。過了一會兒，是考驗技術的時候了，我和阿伯撒嬌的說：「阿伯，是我按的比較好，還是姪子。」阿伯認真的停了三秒感受一下，很仁慈的給了我面子，結果姪子大哥說：「是因為按的那隻手有傷口不好按。」我笑著對阿伯說：「所以阿伯是我比較會選，選一個好按的呀，哦，阿伯我比較聰明對不對。」

阿伯終於笑了。

其實在談話的同時，我看到了，那是病痛的煎熬之一，傷痕累累的身心。按完手，接著按腳，慢慢的阿伯睡著了。姪子大哥這才鬆了口氣說：「我好幾天沒休息了，因為阿伯沒睡，我也沒得休息。在這棟醫院的病房大樓中都住過好幾層了，最後來到這安寧病房，至少，能休息一下了。」過了一會兒，阿伯推著出來走走，看到他精神好多了，臉色也溫和許多。

隔週去的時候，護理人員說：「阿伯回家養病了。」回到自己的家，感謝上天的眷顧。

疾病的折磨，有時連笑容都變成一種奢侈，身心的脆弱在此刻已經無力掩飾，真心的關懷不一定能得到同等的對待，而愛是美好的，多一份耐心，是我們能盡的最大努力，帶著我們的心，對你親愛的人，好好說出我們的愛。

如果最近有什麼讓自己的心無法打開的事情，點上柑橘精油，讓自己瞬間有躺在樂活果園中的美好感受，用香氣透過嗅覺的刺激，體會生命的另一種可能。

開心——黑胡椒＋甜橙

薰香主要是用嗅覺放鬆沉重及身體不適的身心，

黑胡椒精油照護四肢的循環，並且改善酸痛的不適，

柑橘類精油中的甜橙讓心情愉悅。

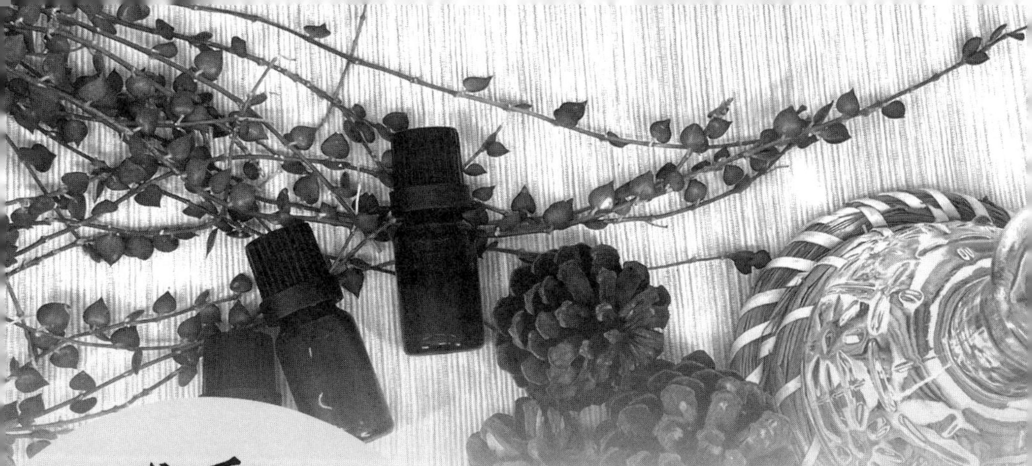

乳香

金黃淚珠，
神聖縷縷清煙芬芳，
焚香祭敬，清心悅性，
能活血順氣，善化痰止咳，
能緩解緊張，善解鬱脫困，
能新生肌膚，善修護傷口，
能平穩順氣，善溫暖身心。

■精油名稱：乳香

■植物學名：*Boswellia carterii* Birdw

■香氣特徵：帶著木調性的樹脂香，淨化和沉靜氣質，給予安定，有宗教常為使用的神聖支持力。

■精油小百科：乳香帶著異國情調的樹脂韻味，散發出神聖又給人溫暖和寧靜的能量。可用於抗憂鬱照護、心理創傷及身心失衡，而乳香的濃醇淨化對過喘、清肺、化痰、呼吸系統照護應用極佳。此外也常用於皮膚的美容保養及修護。

在乎

在乎著，你是否難受；在乎著，你是否好受；
在乎著，你該怎麼走；在乎著，我該如何做……

一張床緩緩的推進安寧病房。病床上的阿公，喘著，臉面偏白。身旁有阿嬤、女兒、兒子、孫子陪著他。這個決定，都是因為，真的好在乎……

事情發生在幾週前，阿公吃東西噎到，然後倒地直送醫院，阿嬤和孫子當場看到嚇壞了，狀況急轉直下，在加護病房住了好幾天，情況轉變愈來愈惡化，醫師建議安寧是更好的選擇。護理長說：「剛上來，大家都在適應中，請我去幫忙。」

就幾天的事，一下子面對的是，生死這件事，過往的所有回憶一直湧著，分分秒秒沒有停過。本來還每天運動，看新聞，討論時事元氣滿滿的阿公。沒想到就一時一刻的瞬間，突然噎到，不到一星期已經要面對離別，整個家的害怕在這個空間釋出，需要安定的不只阿公，還有所有的家人。每個人的心都是浮動的，太多的未知，太多的情緒，太多的在乎，所有家人的身心不停的轉著……。我決定先回護理站，帶著擴香儀，重新回到病房。拿起了溫厚穩定的檜木，先薰香吧，空間中，原本凝結的焦慮，慢慢的，先啟動感官嗅覺穩定大家的慌。

其實，剛進病房，一切都還在處理流程中，基本資料的確認，醫囑的說明等等，在同一時空，一直進行著。兒子處理著這一切。我邀請女兒，一起幫阿公按摩。這時其實我感受到的是，她的空和慌。我知道，所有的選擇不容易。所有的決定和經歷都關乎著他們最重視的爸爸，每個人都希望是最正確的路程。

我牽著她的手，刻意很輕很慢的說話及動作，等著她牽著她，讓她先穩定下來再開始學。教學的過程中，時時安撫的言語，她頻頻拭淚。難過與恐懼還在，我只想讓她能開始安定，我說：「我們正在學一個讓爸爸更舒服更放鬆的方法。」她點點頭，擦乾淚，繼續學習。

慢慢的，她靜下來，學習完後，我們開始一起幫爸爸按摩。

雙手緩緩的握著，血脈緊緊的連著，關心時時的繫著，父女深深的依著。

一寸肌膚一寸按摩，都是用感恩寫的用心；每個呼吸每個動作，都是用親情寫的深刻；過去情境過去相處，都是用歲月寫的過往；此刻在乎此刻依存，都是用真實寫的人生。

慢慢的，原本爸爸的急喘，緩了下來，愈來愈舒服，不喘了，女兒看到爸爸的變化，也更是安定，她能夠感覺到自己幫忙的意義。每個決定都不容易，在乎爸爸，是彼此最安心的選擇。

在乎——乳香＋台灣檜木

乳香的濃醇沉靜對過喘是很好的選擇，檜木的安定包容對身心有很大的幫助。

依偎

冷白的牆面，冷凝的氣氛；
哭泣的聲音，哭啜的不捨。

房間裡三個女兒陪著媽媽，媽媽因疾病無法言語，連睜開眼睛都很虛弱，床旁是她的好朋友，淚沒停的握著她，一直說著，很珍惜這輩子的相處，勸她要好好去跟佛祖修，好好的去……。媽媽躺在床上，彷彿很多話想回應，但沒能開口，病房內的氣氛愈來愈沉，每個人都透不過氣，他們在用自己的方法說著不捨。看著氛圍不適合，我說：「等等再過來幫忙。」

半小時後，又回到這個病床，剛剛的好朋友離開了，而不捨依舊，每個女兒臉上還是沉重的面容。

媽媽是主角，我看她，表情依然，眉頭緊皺，不曾鬆懈。離別，從來就不容易。我邀請著姊妹們說：「我們一起幫媽媽按摩好嗎？」兩個姊妹欣然接受，調好香氣，點上薰香，我們開始芳療照護。先是教著兩姊妹，用溫柔且緩慢的撫觸來幫媽媽安定，這樣的按摩方式她們沒試過，兩姊妹很優秀一下也就上手，特別交代她們，我們三個幫忙媽媽按摩，一定要同速的慢，媽媽狀態不好，不同速會很慌。我們三個點點頭。我照顧媽媽的上身，腿的部分讓兩姊妹幫忙。

我握著阿姨的手，非常的柔軟和美麗，和女兒們說著：「阿姨的手好美哦！」女兒們回憶著以前說：「媽媽從來就是愛漂亮，隨時隨地整裝完美出現，連出門倒垃圾都要化粧，去開母姊會永遠都是全場焦點，不容一絲一毫的缺點，每天都整整齊齊的……」回憶一上心頭，三姊妹們開始說著媽媽有趣的愛美笑話及故事。這就是一家人，氣氛是互相影響的，慢慢的按摩，慢慢的和媽媽說著以前有趣的回憶，慢慢的了解陪伴著，是多美多好多珍貴，無論還剩的時間是多少，就這樣一直依偎著。

聽完了女兒們的分享，除了按摩以外，我一直對著阿姨說著：「我們要漂漂亮亮的、開開心心的，大家都愛妳的……。」就這樣一直溫柔緩緩的說著，她最愛的事。慢慢的從手，照顧到肩，然後撫著頭，揉著她的眉心，撫著她的臉頰，兩姊妹緩緩的按著她的腿。

突然妹妹說著，媽媽睡著了。是的，她睡著了，安心的睡著了。按摩完畢後和三姊妹說，就像對嬰幼兒那樣的溫柔撫觸，握著手都好，讓她知道有人陪著。

眉頭撫平的歲月，倒映著心的釋懷，嘴角微揚的說明，感受著大家的愛，輕緩呼吸的安定，充滿著安全的休息，病床旁姊妹們的笑容，訴說著一家人的安心。

依偎——乳香＋永久花＋甜橙

害怕的未知，用乳香靜來開引沉靜的光，

鬱悶著的心，用永久花來開啟層疊的結，

焦慮的不捨，用甜橙香來開窗陽光的亮。

念念

長廊上，訪客身影來去；
會客室，家人紛紛會集；
病房口，親友來回拭淚；
床榻旁，念念不捨心沉。

一進病房，看到的景象——阿伯，蠟黃帶著暗灰的臉色，喘噓搭著皺眉的病愁，氣弱接著無力的身軀，沉悶隱著心酸的家人。

阿伯想自己上廁所，親人們邊攙扶無力的他，邊整理身體的管路，折騰了半小時多，中間的過程，多少的糾結，看著那個病房門口，每三、五分鐘就有一個家人出來，啜泣及默默的擦拭眼淚，想著，掛著，念著，不捨著。阿伯的親友數眾多，整個病房擠到連會客室都滿滿的，十多人來看他，他一定是很好的人，然而，急轉直下的病情，也是親友們集合的原因之一。

終於能躺平了，開始今天的療癒。床邊照顧的有阿伯的女兒、小妹及媳婦，邀請她們一起來幫阿伯按摩。我分別握著她們的手，先幫她們按摩，讓她們好好感受著觸覺的溫暖，說明了一些注意事項，重點是，讓她們的情緒緩一緩。說明要貼著慢著，四個人一起按摩要齊心協力，動作一致，快慢相同等。再來是一起按摩的時刻，我們四個人，我再提醒，要緩慢的四人同心一致的進度，狀態很好，真的一致。每個人的用心，無以形容，能確定的是，大家都好愛阿伯，希望他好好的。

漸漸的，阿伯不一樣了，真的不一樣了，我們看著阿伯，原來的愁眉轉成微笑，不再喘氣噓噓。小妹說：「大哥睡著了。」四個人鬆了口氣。他終於舒服了，小妹說：「老師你怎麼不早點來，大哥好幾天沒睡好了。」我說：「來了來了，阿伯好好休息吧！」

讓她們繼續陪著阿伯，結束這個照護，洗洗手，又到了另一個病房。一到這個病房，進入耳裡的不是電視聲、不是儀器聲，而是一群親人此起彼落的哭聲。看了一下，面對著這群關心阿公的人，這是個說離別的時刻。

哭聲是不捨的表達，愁容是心痛的前奏曲，不語是唯一的鎮定，淚流是滿滿的過往回憶。

除了這些，人們也不知道能怎麼告別。我開始幫阿公按摩，並邀請家人們一起幫忙，抹上按摩油，握著阿公的手，孫女的哭聲小了。繼續詢問著其他的家人，能不能來一起幫阿公按摩，女兒、女婿、阿嬤……

漸漸的，所有人的焦點回到阿公身上，哭泣聲靜止了，每個家人藉著自己的雙手，傳遞到阿公身上。那個專注的分分秒秒是最後愛的表達。

香氣縈繞。阿嬤說：「身體變溫暖了。」阿公的臉也由愁容轉成滿足的安穩，原本黑紫的臉開始有點溫熱。就這樣，孫女按著大腿，女兒按著腳。全心全意的，為了這個照顧他們一輩子的阿公，按摩著不只是身體，更是安慰感謝著的是彼此的心。

看著家人們穩定了，最後的時刻，請大家握著阿公。

最後我說謝謝要離開病房。阿嬤以九十度鞠躬回應著我。讓他們繼續好好表達愛。

念念——乳香＋岩蘭草＋檸檬

乳香聖物鎮定加上止咳喘的療癒，
檸檬清新陽光加上溫和促循環，
岩蘭草豐厚深層加上穩定病人和家屬的身心。

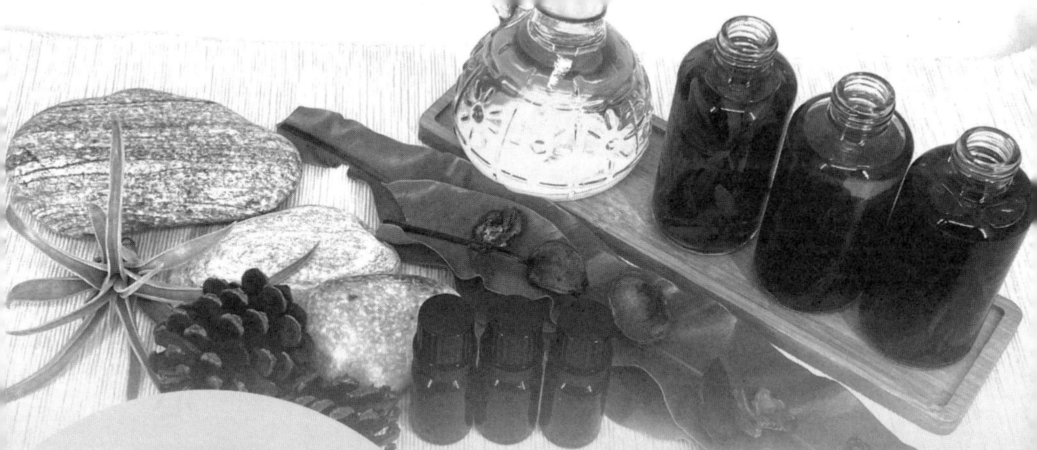

沒藥

紅褐樹脂辛味藥濃，
古埃及的香水香料，
聖經聖油中醫典籍，
珍貴防腐抗菌鎮靜，
癒合傷口幫助消化，
生生不息穩定靜心。

■精油名稱：沒藥

■植物學名：Commiphora myrrha

■香氣特徵：沒藥珍貴樹脂醇厚香氣。沉穩力量，長期被當成香水、防腐之用，以及宗教焚香儀式上。

■精油小百科：沒藥讓人從憂鬱不安情緒中獲得舒緩、鎮靜，能使焦慮及執著的心情較為平衡。照護失眠、壓食、寂寞害怕的恐懼心理。有優異的消炎、抗菌的功效，可舒緩搔癢，是皮膚修護發炎的好幫手。也作為呼吸系統的祛痰劑。

安心

責任工作背負滿身，
庸碌繁忙時間過往，
人生旅程生死關卡，
學習病痛安心放下。

走進安寧病房，阿伯表情無奈的躺在床上，而，有一件事令人印象深刻，久久無法忘卻，就是他臉上臭臭的表情。這個意思只有一個，就是，他真的好痛，身與心的苦，不足外人道也。

和阿伯說明了自己是芳療師來做照護，他若有所思的點了點頭，開始我們的香氣之旅。病床旁陪伴的是他的兒子，手機不離身的年輕人，看著手機，臉上有各種表情在打著電動，這是現代人的習性，看他玩得很認真，不忍打擾他，我開啟我的功能。

阿伯，六十出頭，左手無力放在腿上，右手老是摸著頭一直敲一直敲，頭頸很腫。疾病的折磨沒有一刻停過，看他的表情就知道，難受是必然的過程。

放上音樂。調香，聞香，空間裡開始傳遞著想讓他舒服的訊息。我們的身體之旅開始。上油，塗抹，療癒的溫暖逐漸升溫。撫著他無力的左手，微微抬一下，就注意到他眼角眨了一下，那個不舒服的表情出來了，好的，更緩更緩地按摩、放鬆這需要照顧的身體。從左手的手背、手心、手指至指尖，從手掌、手臂至肩膀。慢慢的，臉部表情放鬆了，舒服了，能好好握著不再害怕了。

再換右手和腫大的頸，換手時，他有點擔心說著頸好痛，很不舒服。我微笑點點頭，先把他的手握上。一個男人，這雙手曾扛著整個家，所有的責任也都在這個肩頭，跌跌撞撞的人生路，為了家一直努力。而現在，在病榻上的脆弱，連伸出手都是不安，深層的不安，多少的害怕覆蓋在這個身軀上。而現在愈是不安，愈需要有個人握著，不是嘛。慢慢的撫著，從手開始讓他慢慢的信任著，鬆下後，再開始一樣的右部照護，手背、手心、手指至指尖，從手掌、手臂至肩膀，接下來最難的，非常腫脹的頸，慢慢的按摩撫著，靜靜的讓身體逐漸放鬆。

按完右手後，阿伯驚訝著說：「怎麼妳按我就不痛了，剛剛還覺得好痛只好一直敲。」我慢慢的說：「不痛很好呀，我們來慢慢換個姿勢，身體才不會淤著。」鼓勵著阿伯，他乖乖地像個寶貝一樣，說什麼都能聽進去了。鼓勵他要慢慢移動身體，會更舒服，最後幫他按摩頭，扶正，不再歪斜了，也能不再敲著頭，也能不再臭臉。

他安靜的聽話，安心的閉上眼休息，安全的神情，安定的心。

折磨的病痛，永遠不足外人道，順著他的身體開始照護著，漸漸撫著讓他安穩下來，接下來藉由按摩，身體的律動緩緩的進行，讓淤積的一切，開始有流動的力量，重新啟動的鍵，慢慢的導入更舒適的照護旅程。

安心——沒藥＋維吉尼亞雪松＋甜橙

沒藥的安定，
維吉尼亞雪松的沉穩，
甜橙的放鬆，
讓不安全的心，有一個可以療癒舒緩的環境。

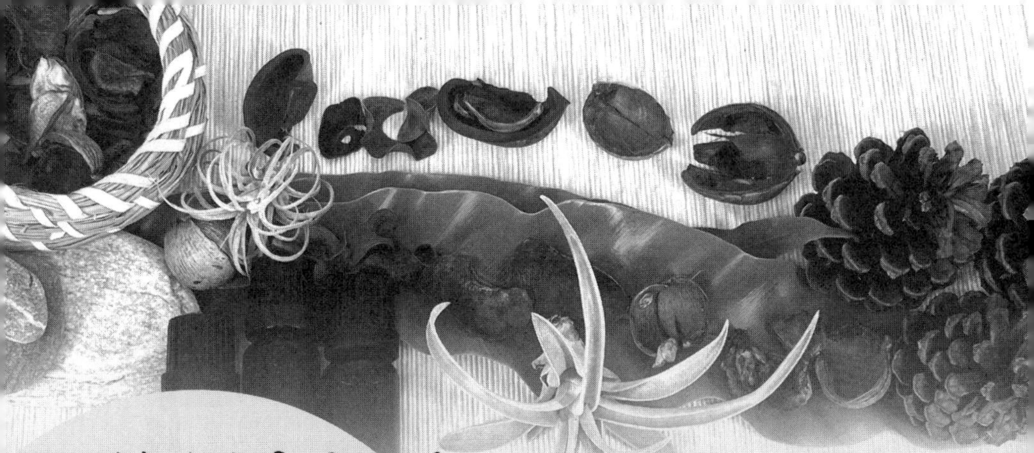

澳洲尤加利

高大常青，樹林漫步，
清涼森林浴的自在旅行，
呼吸順暢照護口鼻喉胸，
消炎抗菌抵禦感冒病毒，
止痛治療照護肌肉損傷，
清新舒暢平順身心的好選擇。

■精油名稱：澳洲尤加利

■植物學名：Eucalyptus lobulus

■香氣特徵：清新的森林清爽氣息。讓人精神為之一振。有極佳的抑菌力。

■精油小百科：尤加利的舒爽清涼幫助恢復幹勁、有助於頭腦清醒。對於無力感的情緒有著很好的助力。緩解感冒頭痛鼻塞及鼻過敏，並強化免疫機制。也常用於呼吸系統不適的照護。肌肉酸痛時也可舒緩不適。

暖手暖心

空間很有趣，椅坐著，曾是八九十年的回憶……

風光很特別，面掛著，盡是歲月無聲的痕跡……

作息很規律，滴答著，都是安然數日的當下……

聊天很有趣，說唱著，都是曾經習慣的曾經……

這樣的背景下，每個故事都真真實被回憶留在人生中……

踏上菊島的風光，我們前往惠民醫院的護理之家為長者服務。澎湖在地資源有限，按摩是比較少的服務支援。

和主任打完招呼，跟著社工師的腳步，看到阿公阿嬤們滿心的等待服務。按摩是很特別的感官之旅，放鬆的同時，又能讓人充電滿滿；節奏的緩急，速度的快慢，力道的輕重，手與肌膚的浮貼等等，都影響著雙方的呼吸與釋放壓力的程度。

管區姨坐著風火輪椅，來去自若，整層都是她的服務範圍，那個阿公怎麼，這個阿嬤怎樣，誰的兒子多久來一次，誰的孫女要嫁人了，如數家珍。配好按摩油，開始按摩，管區姨，眼睛一下就閉上享受……慢慢的我們暖手暖心，一直到按摩完……看著她心滿意足的表情，踏實了，心更開了，也和我們分享她的病榻生活。七、八年前，因為丈夫離世，自己開始生病，一度瘦到三十多公斤，那時她在高雄住安養院不成人形的日子，生活非常不開心，瘦的只剩骨頭，無法起床。遠在澎湖的父母，執意要把她帶回澎湖。就這樣在惠民休養已是七個年頭，從動彈不得到現在能坐輪椅，體重也增加十多公斤，能自行用餐、行動。

她對韓星如數家珍，我敬佩著那個靈敏度不輸給任何美眉們。她說著，那時，讓她人生覺醒的原因，是因為她的朋友看她鬱鬱寡歡，帶她去看韓星Super Junior在台灣的見面會，她很開心，覺得自己活了回來，還一直說，後來她才知道，一張票要三千八百元，謝謝朋友給她的新體驗，感覺到自己應該有不同的人生覺醒。很好玩的巨星魅力，令人嘖嘖稱奇，原來，什麼都有可能是美麗的契機。

七十九歲的阿嬤眼睛看不見，對時間很敏感，常常會問星期幾，幾點……她有個掛念的人，她的先生。時間很重要，因為她的先生會來看她。她的先生八十一歲，年輕的時候是漁民，他們沒有子孫，兩個相依守著老房子。三年前，阿嬤跌倒了，兩個垂垂老矣，無法照顧不能行走的阿嬤，阿嬤住進了中心，就此以後，開始數日子的歲月。阿公沒有錢，每個月只能包車來看阿嬤兩次，兩個人相見牽著的時候，都是珍貴的時光，就算等待很長，相聚很短，都變成了彼此還好好活著的信念與陪伴。

阿志阿公，九十歲，眼神中有一種堅定及堅強，不愛笑的同時又會讓人不捨，開始按摩到結束，我看著他都在流淚，手慢慢的暖起來了，不知，上次是誰握過他的手，有沒有也溫柔著關心他。

陳阿公，八十八歲，我握著阿公的手，開始幫他按摩，我們聊著天，講著他年輕的愛情。不過，這個愛情故事不美，阿公從大陸撤退來台，五十多歲才透過相親找到一個美嬌娘，訂婚隔天，美嬌娘就走了。阿公說他連手都沒有碰到，人就走了，從此之後，他關閉了自己的心，不再講婚嫁，也不再想未來。講著講著淚流著，講出來也好，人生總是有說不完的遺憾……

說真的，看著他們，我也在想，如果有一天，我是這樣的年齡，有沒有人來幫我按按手、按按腳、一起說說話、唱唱歌，這樣就很滿足了，到最後的日子，回顧著從前，想想還有什麼好爭的，還有什麼好怨的，還有什麼……都是自己絆著自己的，給自己找罪受的。或許，想要的愈少，向外求的愈少，得到自己的真心寧靜、隨遇而安愈多。好久沒和自己的阿公阿母還是爸媽互動了嗎，幫他們按摩好嗎……

暖手暖心——澳洲尤加利＋山雞椒＋甜馬鬱蘭

阿公阿嬤們的呼吸系統比較弱用溫和的澳洲尤加利讓呼吸道更暢通；

山雞椒有清涼感又有香料溫暖的特色可加強循環；

甜馬鬱蘭有助於老年人長期坐臥的肌肉舒展。

家

家，曾經成長，孕育一切的地方

人生最後，願你我都有一個能安心休養的地方。

病榻上，往往是最需要支持的地方，其實這也是充滿人生考驗的場所。健康是我們共同的心願，而，當我們需要照顧時，家人的陪伴是無可替代的溫暖。

阿嬤躺在床上，不停的嘆息，總覺得，那個聲音中，有著些些無奈。走近病床，和阿嬤打招呼後，開始準備芳療照護。當時大女兒、二媳婦及五媳婦三人在場，也邀請她們幫阿嬤按摩。

還記得進病房前，護理師和我說：「其實阿嬤早就可以回家了，只是沒人來接她，好像是家裡錢分不平的問題⋯⋯。」此時看著阿嬤瘦弱的雙手，想想，五十多年前從結婚、到一個家生養著七個孩子，照顧到現在，孩子一個個長大，已從一個家變成八個家了，或許，八個家的問題，遠遠比五十年前的一個家複雜許多，各自都有自己的難處。看著阿嬤，搭配上阿嬤呼吸中一直有的長長嘆息聲，「唉⋯⋯唉⋯⋯唉……」還有現場的氛圍，只希望這次的芳療照護，讓家人們感受到愛的本質，給阿嬤更多的貼心。

邀請他們一起幫阿嬤按摩之後，我先幫三個阿姨按摩，一個個的慢慢教，讓她們感受力度、速度及柔軟度，重要的是不停的提醒，阿嬤需要的是用心、溫柔的照顧；撫觸按摩在親人之間，能安慰彼此的心，多一個表達關心親人的方式。

三個阿姨學得快，多帶一下，都做得很好，再來就是重頭戲了……

三人一起幫阿嬤按摩時，我說：「阿嬤一個人，讓妳們三個人按，所以妳們一定要用同一種速度，不能一人一種她會很不舒服，這時候一定要同心同力，阿嬤很需要特別的照顧。」

剛開始，阿姨們各走各的調……她們根本不看對方，難以想像心的距離，在這個時刻倒是很明顯。而我又再提醒：「我們今天要讓阿嬤舒服，一定要彼此看著用相同的速度，慢慢的。」大家都能讓節奏一致了，最後我說：「做所有的事都要同心同力就能做好了。各位阿姨一定可以做好的。」

阿嬤的狀態，慢慢緩了休息了，呼吸聲也因為大家的認真按摩，而自然變成靜音模式，不再嘆息著、喘著。我想，她感受到了大家的關心。在這一刻，透過皮膚的撫觸療癒，勝過言語的交流。

家是我們成長的地方，它也可能是讓人曾經受傷的地方，因為如此的難以割捨，若不圓滿，它會是我們最容易遺憾的那個角落。只要願意，把手張開，把心打開，永遠都有機會，把家的意義找回來。

多久沒有握過父母的雙手，有機會的話，試試看，幫他們按摩……

家——澳洲尤加利＋純正薰衣草

澳洲尤加利照顧著呼吸系統的急喘，

純正薰衣草的安定及母愛，無限包容與關愛，

在按摩時感受更深，更體貼。

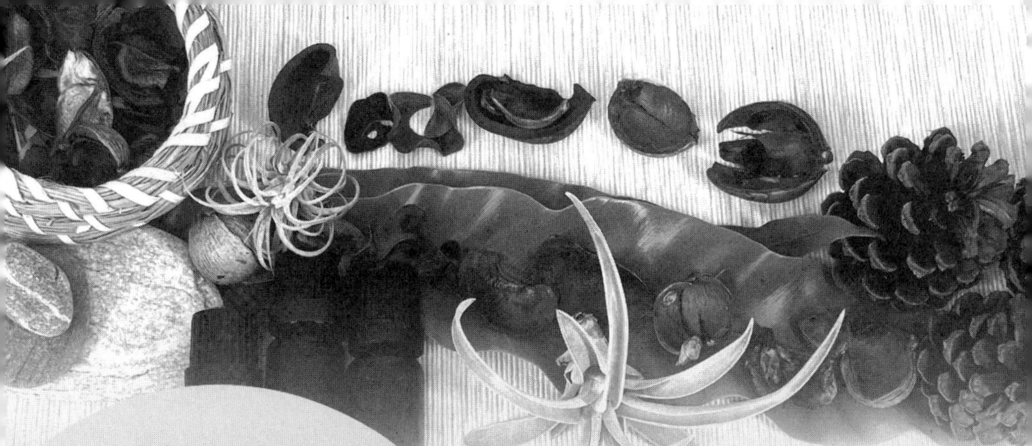

澳洲茶樹

居家常見好幫手，微涼帶點藥水氣息，
香氣清新，思考重啟，讀書提振規畫落實，
消炎過敏，優良殺菌，肌膚護理呼吸順暢，
氣急攻心，恢復冷靜，衝破瓶頸再度出發，
遲鈍心慌，轉換心情，重燃活力新生鬥志。

■精油名稱：澳洲茶樹

■植物學名：Melaleuca alternifolia

■香氣特徵：草本帶著涼爽清香，有點樟腦味，抑菌的療效感，加上些許藥水氣息，是殺菌的常用良方。

■精油小百科：澳洲茶樹精油，常用的抗菌大師，預防感染。當人無法專注冷靜判斷事情時能薰香使用，給予解決問題的能量。善於處理發炎、疼痛、傷口及驅蟲。適用於鼻塞不順暢、喉嚨痛的呼吸系統問題。以及皮膚面皰、油性肌膚照護。

堅強

生與死的課題，每個人有不同的方式面對，
一個國中的孩子，堅強的陪著許久未見的父親，
陪伴父親人生最後一段的生命旅程。

隔壁床的阿姨說著：「弟弟他好孝順，爸媽從小分開，他跟著媽媽。後來爸爸罹癌住進安寧，他自願休學，回來照顧好久不見的爸爸……。」父親肺癌末期，已經無法講話和自己行動，所有的需求都靠這個孩子才有辦法照顧。

還記得我來到這床的時候，很特別的注意到照顧者是個青少年。呀，怎麼沒有去上學？當時也沒多問，想說應該有難言之隱。我說著要幫病人按摩，這個弟弟很開心，而且，非常非常主動的，我站左側，他就自己站在右側，要看著我怎麼做，想幫幫爸爸。在病房做芳療照護這麼久，他還是我第一個遇到願意主動學習的人，你會感受到他的全心全意。

從教他握著手開始，讓爸爸先熟悉，先有手溫的感覺。一步一步的教著他，怎麼

移動怎麼按摩，提醒著他，要夠慢、夠貼著爸爸的皮膚，啟動療癒。

從手的按摩，接著按摩頭，從眉心開始輕撫著，順著整個額頭，慢慢做安撫的照護。然後幫爸爸按摩腳部，幫著乾到脫皮的腳先上一層滋潤的香，再開始按摩。整個按摩完接近一小時，真的很少孩子的心這麼細，他學得好認真。無論是在移動或是任何交流，他都溫柔的對著爸爸，真是感動。

肺癌在安寧的最後日子，爸爸總是很喘的爭取生命的時間，而因為我們的芳療照護，呼吸漸漸平緩，能好好休息。

隔週去醫院時，爸爸回家休養了。隔壁床的阿姨和我說著，這個孩子多不容易，還說著常常和阿姨討論，爸爸最後的時光不久了，他知道……

看著這個孩子，想到我自己的家，從小到大不知看了多少次，爸媽之間，那個情感碎裂的爭吵，離婚的劇情不停出現在家庭這個舞台。分手有一萬個理由，爸媽處理不好的，孩子永遠都是無辜。孩子，不知什麼是對，又聽著爸媽說是對方的錯，大人的世界，孩子真的不懂。孩子這個角色，面對關係的撕裂還有抉擇，除了不易還有委屈，明明孩子都愛著父母，看著父母從爭吵到離別，分分秒秒不知如何是好。

這個國中小弟弟在爸爸最後的日子，選擇來照顧好久不見的爸爸，看著他的勇敢，我十分佩服。親情的愛，不因父母緊張的關係而剪掉那思念，盡自己的能力，做休學的決定，是他與父親最親密的連結。願一切安好，自在。謝謝你，讓我看到，堅強的意義。

堅強——澳洲茶樹＋廣藿香＋甜橙

澳洲茶樹對呼吸系統的安撫及殺菌，

廣藿香的暖性、踏實及連結情感的線，

搭配甜橙的放鬆開朗，組合著支持堅強的選擇。

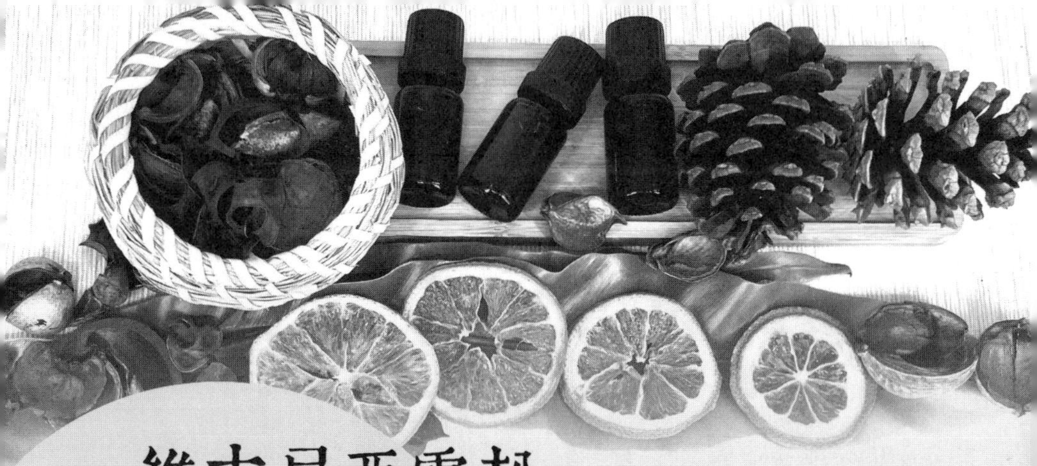

維吉尼亞雪松

穩重遼闊的雨後森林，
溫煦陽光後霧氣懸浮，
綿延不絕厚實圍繞，
低音氣質香韻迷人，
改善風濕頭痛感冒，
呼吸神經系統照護，
安定放鬆腳步悠遊。

■精油名稱：維吉尼亞雪松

■植物學名：*Juniperus virginiana*

■香氣特徵：彷彿置身遼闊的森林裡，氣味沉穩，安定森林美好香氛散發著強健、穩定、耐力。

■精油小百科：維吉尼亞雪松能鎮靜、抗焦慮，適合衝動、躁進、感情強烈、安靜不下來或備受打擊的狀態，大樹力量能好好安定身心。穩定神經及給予支持的力量。對呼吸道感染、感冒、咳嗽、支氣管炎等有效用，也能收斂抑菌抗感染。

慌

手裡扶著，一邊床一邊是人；
腦裡繞著，以後日子怎麼過；
眉間皺著，心裡糾結的痛著；
嘴裡罵著，你怎麼不都自己動一下，這樣不行嘛；
阿姨整個停不下來，心停不下來，慌張的做所有事。

今天在呼吸照護病房，緣起於病房護佐阿姨的兒子住進這裡。兒子很年輕，三十出頭，中風，開刀多次，左半身目前復健中，很難動作。看著他的眼神，永遠是閃過所有的人，失落失志的心情，雖然難以形容，而現在的結果，是人生的難關。

走到床邊，阿姨勉強擠出一絲笑容說：「謝謝妳了。」我看著兒子片刻，眼神逃離一切關心，他自己都還在過自己那一關，一個家本來已經到他要幫忙照顧的時機，誰也沒想到，疾病的到來，連好好走路自理的機會都沒了。那個自責和自尊的考驗還在，滿臉的無奈。

最後，我轉過了頭說：「來，阿姨，休息一下，我幫妳按摩。」我決定替這個病人的母親，也就是邀請我來的阿姨按摩。我相信，給家人的支持是非常重要的，因為這個人生的難關，不只是身體，而是全家人糾在一起的心。照顧者這個角色，面對的壓力不容小覷。是病患照護及康復的引導者，還需負責經濟重擔的辛苦扛，更常常心力交瘁又不敢喘息的同船人。還記得去上過照顧者團體的喘息課程，他們能好好上堂課都不容易，話題永遠繞著，家裡需要照顧的那個人，全心全意，甚至給了自己很大的壓力，只希望能做好這個角色，一心為了自己的家人。

這個病房，我每星期都來，阿姨們也不陌生、很信任我。我哄著她坐下。調了香，一隻手放在阿姨頭上，輕輕的安撫她，像是幫孩子摸摸頭一樣，細細慢慢地說著：「放輕鬆。」陪著阿姨，等著讓她靜下來的那一刻。另一隻手放在胸口，慢慢的按摩順著，慢慢的揉開鬱結生活的種種心結，慢慢的舒開那綁著壓著不知如何是好的種種不適。緩緩的，阿姨靜了下來，漸漸的，睡意來襲，終於可以休息。最後，握著她的手，和她柔柔的說，要照顧好自己，心疼著她的累和慌，心疼著她的躁和忙。

人生的旅途，難以預測的事太多了，生老病死是必經旅程，有一天，換我在病痛中學習時，我也希望，有人能照顧我的家人，疼惜著他們的不捨及慌張不安的心。

減慌沉穩按摩油——維吉尼亞雪松＋歐洲赤松＋冷杉針＋葡萄柚

維吉尼亞雪松的煙薰沉穩感，
歐洲赤松的清新芬多精，
冷杉針的亮麗高山氣，
選了三種森林中的百年大樹，希望這些支持沉穩的力量，
能讓人減低慌張慌亂的生活考驗。
加上葡萄柚的甜美滋味在非常多的研究中能有效放鬆。
有支持的力量，面對未來的考驗。

真性情

情感的交流，你習慣有什麼方法呢……
窗旁的病床，冷灰的天透著細雨綿綿；
床旁的兒子，冰靜的臉透著江湖氣味。

這個奇妙的組合，伴著我一個香氣縈繞的午後時光。

進門，輕聲問候：「大哥好，我是芳療師，來幫阿姨做按摩的。」大哥很酷的先是看了一番，再來就是仔細詢問，最後同意繼續。癌末不適的阿姨，最近的日子都是施打藥物，讓她安眠，進去的時候，說是兩天都沒有醒，一直在睡。

觀察了一下阿姨的狀況，那就邀請大哥一起幫阿姨按摩。聽到了這個邀請，大哥的表情，我不會形容，但說了我就有責任把他教會。很幸運，因為我最小學生是三歲，所以，要開始前就先問大哥說：「大哥有超過三歲嘛，有的話，都會很厲害哦。」一言語交流是希望多一點的互動。

既然要教，就要教好，和他說著：「大哥我教你方法，手給我，按摩感受一下。」這時候，他的口氣就不一樣了，說著：「我都給年輕小姐按，妳按，我不要。」哈哈哈，本小妞是沒有青春了沒錯，但還沒人這樣和我說過。但，人是有使命的，我還是要鼓勵他，幫媽媽按摩。所以，我就把他的手，直接握過來，接過他的手，把長袖的衣服向上折，原來大哥刺龍刺鳳的，皮肉間暗示著江湖的氣息，難怪話語中形容詞都很特別。

接著繼續我的任務，從握手靜下來，慢慢開始按摩，然後，講著什麼樣的感覺和速度才適合現在媽媽的狀態。嗯，很好，握到手就開始乖了，還很認真的聽我說。

考驗真功夫的時候開始了，我們一起握著媽媽的手按摩，浪子大哥，溫柔到把病床邊欄杆降下後，直接蹲在床邊，讓阿姨的手安穩放好，再輕柔的開始。旁邊實習的學生看到，一直說自己要哭了，你就知道，那個從剛進病房的傲氣到現在的柔軟，化學變化有多神奇。

植物療癒香氣圍繞，我們慢慢的按摩，阿姨有醒的感覺，開始要睜開眼睛，她一定知道，大家關心著她，她一定感受到兒子的用心照護。

窗外的雨停了，看著大哥熟悉上油，很開心他學會了，把按摩油留給他，我們又到另一個病房，繼續溫柔的寫著撫觸的美好。

每個人的成長背景、社會經歷不同，一定都有不同的性格，而回到病榻前照顧媽媽，孩子們都回到自己原來的純真。

真性情——維吉尼亞雪松＋黑胡椒＋甜橙

維吉尼亞雪松的整體支持照顧，與樹的沉穩融合成美好的香，少許黑胡椒的啟動，讓全身循環更佳。

甜橙的抗焦慮和美好的自然陽光氣息，是床房上最好陪伴。

春天的祝福

三月天春暖起，大地初生，
花香鳥語之際，萬物新生，
人們朝氣隨起，祝福相生。

每星期去呼吸照護病房幫呂道南神父按摩，是最重要的事。有時會遇到剛好病房開放，家屬的會客時間，和家屬們打個招呼點著頭。其實，自己家人生病時，大家也會盼望著，自己的家人能夠更好，自己能夠幫忙著什麼，而病榻上的苦卻無法分擔，只能默默看著，想做些什麼也無能為力。

門一開，家屬們都紛紛進入，熟悉的靠在親人的病床旁。氛圍是一件很奇妙的事，阿姨、叔叔們開始把眼光往呂神父這裡看，然後，看著我的手，幫自己的家人按摩，一個二個三個，一直到全部都這麼做著，隨著我的手法，照護親人。看著這樣的連結，我快快的把按摩油分享出去，教他們怎麼做。

呼吸照護病房是個比較特別的地方，因為大部分的病人無法表達，很多人休息睡覺的時間比清醒長。所以在這，言語的表達，變得很薄弱，無法交流。而他們都是我的老師，因為這次的經驗，給我很大的學習。在這，我看到撫觸按摩的溫柔，有很大的能量，當他們與親人手握著彼此，開始學習用按摩，舒緩親人的身體，希望他們更放鬆，在教學的同時，我看著他們和家人，那個眼神的安慰，互動的支持，終於能幫忙的感覺，無法言語的感動……

教著他們，病人的血氣沒這麼快循環，所以要更緩慢的按摩，讓他們放鬆。

教著他們，病人的身體很緊很繃的狀態，所以要更溫柔的撫觸，讓他們舒適。

教著他們，病人的心情疲憊不安的難過，所以要更包容的疼惜，讓他們感受一切。

身為芳療師，因為小小的努力，讓家人們的心感受到彼此，我很幸運，感謝天父的安排及恩寵……

病榻是需要支持的地方，健康是我們共同的心願，家人的陪伴是無可替代的溫暖，撫觸按摩真的很能讓彼此的心得到安慰。在這一刻，透過皮膚觸覺，安全感的給予及讓他知道有人的陪伴，這麼純粹的感受，勝過言語的交流。

家的可貴，在於難以割捨的情感；家的溫暖，在於真心付出的陪伴；家的呼喚，在於彼此牽連的深刻；家的維繫，超過血濃於水的意義。

多久沒和家人好好聊天了，握握他的手，或是幫他按摩好嗎。感受到彼此的溫度，安全和安心的陪伴，你我都需要這樣的美好，像是春暖花開的美麗。

春天的祝福——維吉尼亞雪松＋天竺葵＋檸檬

維吉尼亞雪松森林中附著紮根的穩定可靠，
天竺葵清新中帶著玫瑰的春天氣息，
檸檬明亮中有著大地初生的美好酸甜。

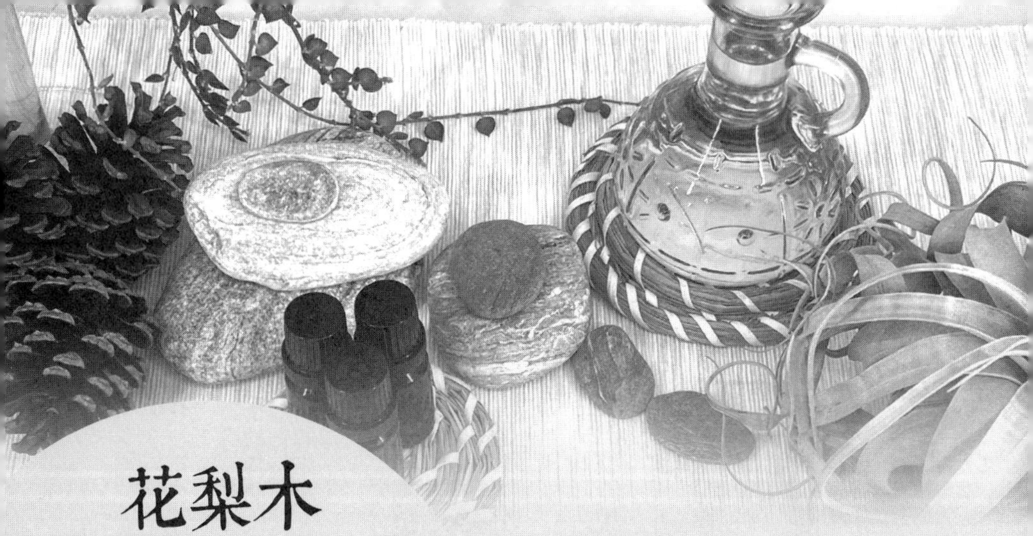

花梨木

巴西雨林紅心香木，
微醺釋放豐富潤厚，
玫瑰韻味層次氣息，
宜人溫和穩定神經，
循環照護催情溫香，
安慰平撫延緩老化。

- ■精油名稱：花梨木
- ■植物學名：*Aniba rosaeodora*
- ■香氣特徵：融合了花香、木香與果香。佇立著依靠的香。細膩的香氣，給人放鬆，具有穩定特性。
- ■精油小百科：花梨木能安眠、平衡、振奮、提神並可穩定心情，有全面性的平衡效果，可幫助情緒低落、極度疲勞及憂心忡忡的心理狀態。而且可緩解頭疼、感冒、咳嗽止癢、發燒和感染，也能增強免疫力。皮膚常見的乾燥也有抗皺延緩老化的功能。

指間

手的指間，觸覺開門的起點，
心的距離，瞬間火花的暖洋。

午後春陽暖暖，開啟安寧病房的門，問候著芳療照護的需要，小妹妹熟悉的回應著，我的到來，她非常熟練的把衣袖捲起，準備上油按摩。

這是第二次相遇，媽媽無神的眼依舊，唯一還有力氣的左手，捉一隻拉拉熊，時而動動手指的，時而捏捏玩偶。乳癌，讓她面臨生命最後的過程，病痛，從來不是幾個形容詞就能說明的，陪伴，是還能為她為彼此做的事情。

除了女兒在旁，另一個也緊緊依偎的是丈夫，一進門，丈夫就禮貌的在一旁站著等候。女兒說著：「媽媽腿太乾吃不進按摩油。傷口太多，不敢動。」女兒還在讀國中，家庭的磨練，讓她有種稚氣中的成熟。

我說：「慢慢上慢慢等一下，再擦，來回個幾次，油吸收了。傷口太多我們避開，不慌。」帶著她觀察還能擦的地方，示範著怎麼做，也鼓勵她怎麼做。她笑著說：「懂了，很幸運今天還能遇見……。」

我們開始幫媽媽按摩，慢慢熟悉後，我和媽媽說，我們要按摩手，鬆開玩偶後，我邀請丈夫來幫太太按摩……。丈夫害羞的說：「好。」

聞香，先讓丈夫放鬆，讓他進入芳香和美好。上油，先幫丈夫按按，讓他了解用什麼樣的手感和力道。接著，把原本只剩一點力氣的左手，交給丈夫。這時，你看到的太太的眼神不一樣了，從原本的空洞，到兩眼有神，明亮專注的看著丈夫，丈夫害羞起來，不習慣相望，他把所有觀察，都用在和太太的「手」互動。當然很明顯的你會知道，這個方式的互動，對他們來講很陌生，這個方式的互動，現在卻對太太很重要，因為她笑了，好甜好甜。那個原本空洞，似乎不想存在人世間的距離感；那個原本無奈，似乎不想動作的冷漠感，瞬間，瓦解……

我說著：「丈夫的按摩，太太好喜歡。」丈夫看了一眼，笑了，然後，專注力還是回到手上，沒關係，總是個新的開始，新互動的方式……。而那個甜，連女兒都不禁吃醋。

太太的手，柔軟了許多，開始握著，開始彈著丈夫的手，手腕柔軟度也出現了，可以慢慢試著轉動，雖然，太太無法言語，但那個回應著新方式的照護。看得出來，她很享受愛的接觸。而丈夫還是很害羞的只把專注放在按摩上。青澀溫柔的模樣，像是初戀第一次牽手的害羞，或許，這樣的感覺已經很久沒有了。我相信，慢慢的，會習慣的，表達愛也是需要練習的互動。

讓春陽的溫暖繼續照著這個家……。讓家人感情美好，藉由指間香氣的力量，互相支持著。

指間——花梨木＋甜橙＋乳香

花梨木沉靜大樹的花韻木香，
甜橙開朗陽光果的新鮮甜香，
乳香深層助平靜的安穩脂香。

生命

美好的一天，晨光甦醒大地起始，
當下的時刻，昨日風華過往依舊。

安寧病房是個快速整理的地方，人生中很多第一次的經驗，在這學會做決定。「那個病房的女兒還在哭，她們需要……」護理長不捨的說著看到的情況。我說：「好的，我過去幫忙。」推著我的香香設備車出發。

進了病房，「阿姨好，我是芳療師，來幫忙按摩……」角落的椅子上，女兒隱隱啜泣不停，那個縮著隱著又蓋不住的情緒，無法自已。阿姨說：「謝謝妳來，我的肚子和背很痛。」乳癌末期的身體不適，難以形容。我說：「好的，我知道了。」我望著角落的女兒，和她說：「妹妹，我們一起來幫媽媽按摩好嗎。」她說：「好。」她站起來到床邊，想學著自己還能做些什麼。

阿姨說：「醫院剛剛要她簽死亡的什麼什麼，她在哭……，她懷孕六個月可以幫忙嘛。」我說：「沒問題，我教她能做的，很好玩，不用擔心。」阿姨點點頭。

抹上油，我們先來聞香，平靜些後，我先幫女兒按摩讓她感覺一下。她的眼睛看著我的手，眼神是空的，我知道剛剛的決定，那個簽名，來得太急太陌生……。我說完按摩的注意事項，提醒著要抹香香保護自己和媽媽後，請她握著媽媽的手就好，我來按摩。

阿姨面對著，不疾不徐。我說：「阿姨好勇敢，媽媽都很厲害，以後女兒當媽媽了，就會一樣勇敢。現在要好好握著，這樣小寶貝在和阿嬤握手，他們有一起玩哦。」

阿姨笑了。其實我一直流淚，女兒挺著肚子迎接寶寶新生命，陪著自己母親的最後時光。那個需要的已經不只是勇敢。

女兒不懂怎麼握手，用兩個手疊著，我和她說，是不是太久沒握了，小時候都嘛好喜歡，來，握著，眼神空空的她，有想開始幫忙的感覺，沒問題，我們繼續，她握著，我按著。

按完了手以後，我問阿姨說：「阿姨剛剛說肚子痛，我們按肚子一下。」

阿姨說：「不痛了，肚子和背都不痛了。」聽到媽媽這樣說，這個時候，女兒的眼睛亮了，回神了。

我說：「妹妹妳看看，妳和寶寶握著媽媽，很有效，又香又有效。」連結著關係，用觸覺的感受是非常深刻的，她醒了。

她開始問著剛剛的說明，也試著要做。原來，讓媽媽不痛，不難。她還能幫媽媽的。我說：「現在學一學，以後也可以幫寶寶按摩，很好玩，很溫暖。」這時，母女都沒有眼淚，微笑的兩位，用心感受學習芳療的美好。

生命——花梨木＋橙花＋沒藥

安穩支持的花梨木，讓每個起伏的時刻有依靠的力量，

生生不息的橙花，擁有母親般的柔軟及堅強，

保護再生的沒藥，為生命的考驗修護及滋養。

握著

每天呼吸著……
突然，開始痛；突然，開始喘；
然後，開始睡不著；然後，開始吃不下；
然後，開始做不停的檢查；然後，開始醫院變成第二個家；
發現，原來生命的線，已經到了末端；
發現，這件事，要去面對的時間變得好短好短……

三個月急轉直下的變化，讓這個家庭對於男主人的生命，可能隨時即逝，大家的情緒從慌張、害怕、憤怒、失落……到現在的無所適從。安寧照護師接了這個個案，希望他們能轉到安寧來被照顧，難以貼入，找我去幫忙，看看有什麼能先做的，於是，今天的病房，不在安寧而在內科。

病床上，男病人蒼白的臉色，迷茫的眼神，使不上力的呼吸，浮腫無能的四肢，病痛牽制的身心，碎弱卻武裝的靈魂。

病床邊，女主人灰矇的臉色，暗淡的眼神，短而慌亂的呼吸，疲倦沉重的四肢，措手不及的身心，無奈又害怕的靈魂。

安寧照護師幫著病人，看著他儀器總總所承現的「數字」，溫柔問著他現在的感覺。而他，根本難受到無法言語，沒有回應。而我，進房後，唯一視野固定的角度，都是阿姨，這個女主人，她真的好累……

我慢慢的走向阿姨，不捨的牽著她的手，抱著她，說著：「好好好……。」淚，就這樣，從她的眼角一直流下，接下來的濠淘大哭，我一直抱著她。這時，再多的言語也是多餘，讓她好好釋放一下再說。等她平靜一些之後，我和阿姨說：「來，我們來聞香香按摩，從緊緊捉住的手開始……。」

阿姨肩與頸是硬的，頭與額是緊的，手與腳是繃的，腰與背是酸的，身與心是累的，已知與未知是茫然的。就這樣，慢慢緩緩的，幫著她的身體鬆著，慢慢緩緩的，聽著她的身體說著。生、老、病、死這四個字，大家都知道是人生必經的路途，而，家，在這路途中是休息、說愛，彼此分享的地方，多少的回憶共度，多少的同甘共苦，如果有家人折磨痛苦著，那經歷考驗的是全部愛著彼此的人，不只是這個病人。

慢慢的幫阿姨按摩，植物療癒的香氣，讓她開始平靜。阿姨放鬆後，我試著，讓阿姨學著為先生按摩。先生不願意，我想，可能是身體不適，可能是習慣不同，可能是按摩的親密會讓堅硬如石，一直武裝對抗命運不願面對的心，害怕瞬間瓦解……。他不想按摩，那我們握握手，握著。讓他知道，有人一直陪著。生命的考驗，想貼近彼此，卻又遇到高山峻嶺時，選一個讓心打開的首部曲，好好的握著，家人好好的陪著。

握著——花梨木＋苦橙葉＋甜橙

花梨木的大樹與安穩可以讓心緩著，
苦橙葉對心的開啟有它的小技巧，
甜橙香甜又降低焦慮的好表現，溫潤著彼此的心。

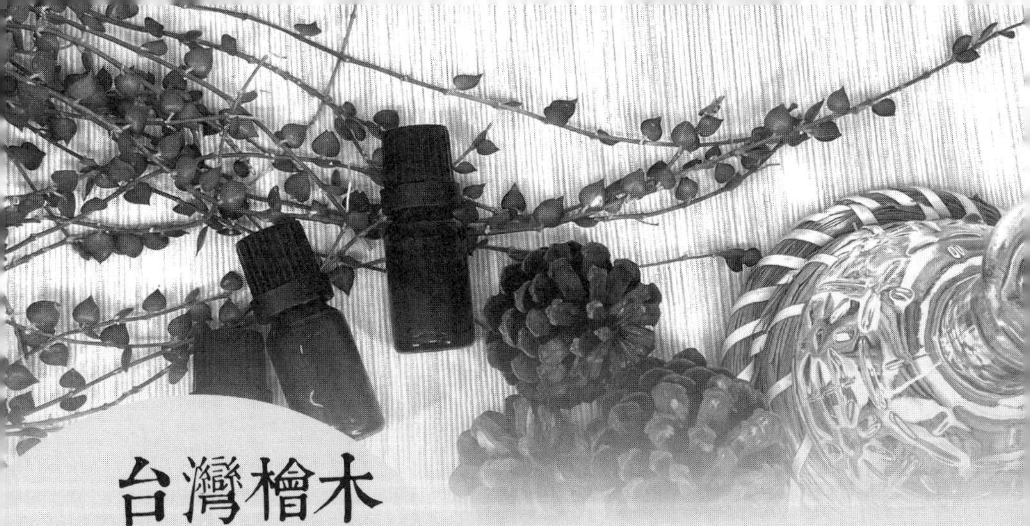

台灣檜木

熟悉舒服芬多精，安穩可靠木質香，
照護安眠舒心平靜好休息，
強健淨化溫潤情緒抗憂愁，
帶領迷惶的曾經找回道路，
脫離焦慮的無助安撫鎮靜。

■精油名稱：台灣檜木

■植物學名：Chamaecyparis formosensis

■香氣特徵：溫潤及堅強的森林感，令人寧氣靜心的檜木香氣穿透力十足，有非常好的安定包容。

■精油小百科：檜木有助於釋放壓力，降低焦慮及減緩壓力帶來的頭痛不適，調和呼吸，更能好好靜心上場面對挑戰。薰香應用清除空氣中的細菌病菌，降低過敏原。頭痛、鼻塞、鼻竇炎，鎮定自律神經，消炎，安定性情。釋放壓力，安定能量。

輕

喘著，爭取每一口好不容易的生命，
母親連躺下的機會都沒有，
帶著氧氣罩，坐在病床上，這樣的夜晚已經不知多久了，
除了心疼，不知道還能做什麼。

進入病房，三個子女圍繞在旁，盡心的陪伴著，護理長說明著芳療照護，開始我們的芳香療癒。

媽媽很美，七十多歲，有種獨特的魅力氣質。如今，蒼白、氣喘是她現在最多的面貌。她只能坐著，如果躺下會喘不過氣來，憔悴的身心無法休息。在病房很常見，病痛的現實是，不只有病人的考驗，還有的是關心、用心照顧的親人，身心的疲憊是整個家所有人。三個子女眼神空空盪盪的，那種，只能讓時間流過的陪伴，不知已經多少的夜……

而我今日的任務，就是用芳療照護讓媽媽舒服些。點上薰香，我和三名子女邀請

著：「我們一起來幫媽媽按摩好嘛，她會很舒服哦。」這時，姊弟們的眼神發亮，非常主動的接手，並且用手機拍攝按摩的手法影片，我想，他們想幫媽媽已經好久，想讓媽媽更舒服，終於找到方法了。

點上薰香，調好香氣，教著姊弟們如何用芳療撫觸的方式來照顧媽媽，提醒著他們，媽媽愈喘愈不舒服，那就要愈慢、愈貼的，去保護著。他們專注學習的眼神，至今我都難以忘記，那個盼望母親能舒服的休息，是最渴望的期待。我請他們先學習放鬆，提醒著他們，自己一定要先放鬆，才有機會幫忙媽媽。好好的從深呼吸開始讓自己穩下來，確認著他們的狀態和手法。那我們就開始吧，姊姊和我一起幫著媽媽，我輕輕的握著媽媽，慢慢的疼惜著……

我們一起照顧著，愛的力量就是這麼神奇。弟弟興奮的說：「媽媽不喘了。」是的，媽媽不喘了，安靜的閉上眼，享受著休息了，是多久不曾發生的事呀，只知道，三姊弟非常心喜平安的感受到，終於，讓母親舒服些了。

確認他們的方式及上手程度都沒問題，還細心的確認拍攝有沒有成功，最後把按摩油留給他們。我說：「有空的話就溫柔的握握媽媽的手，或是按摩，她都感受得到。」此時，姊弟們彼此的笑容，我永遠忘不了，整個病房暖了起來，家人間的連繫又再度感受到依偎的溫度。

輕——台灣檜木＋天竺葵＋甜橙

輕柔的接觸，親密的呵護，
檜木的穩定支持，面面俱到的重新狀態。
天竺葵的平衡能量，啟動調整病痛的不適。
甜橙的美好自然陽光氣息，放鬆身體的急喘。

無私的愛

我最重要的老師，
親愛的呂道南神父，
永遠記得您的溫暖大手。
謝謝您的教導，
是您讓我有勇氣做事。謝謝您這一生所做的一切。

有幸來羅東聖母醫院幫忙，輾轉聽到呂道南神父，永遠的院長，他為台灣付出的種種，非常感動的我，不停的問著，我是芳療師，我能做什麼？於是我想辦法，找機會幫神父按摩。應該是天父聽到我的祈求，讓這個緣分成行。我來到了他的病床前。神父在醫院被無微不至地照顧著，我是芳療師，就按摩吧！

初見面的時候，進入呼吸照護病房，神父躺在床上，很難想像為台灣盡心盡力的神父，現在和一般人一樣，也有病痛的苦。再靜靜的看著他，也許，他也受著我們的苦。那僵硬緊繃的雙手，永遠握著拳頭，甚至握到指甲把手掌戳到流血。無法放鬆的神父，無法動彈的神父，和照顧他的益銘大哥溝通只剩下眼神。

和益銘大哥簡單的打過招呼後，就開始試著幫神父按摩，從手開始，神父那連展開都難的手掌，我慢慢的握著，握著，沒想到，手掌鬆了，我慢慢的按摩整個手。益銘大哥嚇了一跳，整個病房都嚇了一跳，因為神父的手已經好幾年沒有鬆開過，他已經好久沒有放鬆過……。就這樣，開始了我和神父學習的歷程。

呼吸照護病房是個特別的地方，因為無法表達，休息睡覺的時間比清醒長，所以在這裡，言語的表達，變得很薄弱，無法彼此交流。神父是我的老師，因為在這，我看到按摩撫觸的能量，能讓他鬆下來，不再全身緊繃。身體，藏都藏不住，它就是舒服的鬆了。這是神父教我的第一件事。是他直接的告訴我：「女孩，沒錯，這樣會讓人放鬆，可以用這個方法去照顧病人。」身體的語言教了好充實的一堂課。

神父教我的第二件事，讓我知道互動的珍貴。還記得那次去幫神父按摩，剛好遇到家屬會面的時候。我幫著神父按摩，發現有好幾個家屬看著我，也想學著怎麼幫自己的家人。我看著神父眼神在笑，和神父說，我去教他們一下。然後，我走到他們的病床邊，讓他們手握著彼此，開始學習用按摩，舒緩病人的身體，我看著他們和家人，那個眼神的安慰，互動的支持，那個家人終於能幫忙的欣喜，無法言語的感動……。也因為這個經驗，讓我在安寧芳療照護的路上，走不一樣的路，我教著家屬們幫病人按摩的互動，那是心與心的拉近，讓人感動的是，他們彼此間更多的愛，能再度表達及傳遞著。

神父教我的第三件事，臣服，有時我也會想，神父做了所有一切的好，這一生，救過無數的人，身體的病痛伴著他好苦，但他卻從未提及。神父的宗教力量和天主的安排都是好的，讓人學會，所有的一切都好好面對，好好臣服。

親愛的呂道南神父，雖然我們從未說過話，但您教導我的一切，都是人生的功課。非常榮幸能有機會和您相遇，謝謝您的疼愛，天父接您回天國享福了，我們繼續學習您的精神，謝謝您永遠無私的愛。

無私的愛——台灣檜木＋乳香＋沒藥

台灣檜木的溫潤及堅強加上乳香與沒藥的沉靜安穩，

以及在基督宗教的神聖力量，

像神父般無私的愛永遠溫暖著受幫助的人們。

i 健 康 0 4 9

香氣旅程——身心照護的芳香療法

國家圖書館出版品預行編目 (CIP) 資料

香氣旅程 : 身心照護的芳香療法 / 何佳宴著 . -- 初版 . -- 臺北市
: 健行文化 , 2020.11

面 ; 公分 . -- (i 健康 ; 49)

ISBN 978-986-99083-5-1(平裝)

1. 芳香療法 2. 香精油

418.995 109014837

作者—— 何佳宴
責任編輯—— 曾敏英
發行人—— 蔡澤蘋
出版—— 健行文化出版事業有限公司
台北市 105 八德路 3 段 12 巷 57 弄 40 號
電話／ 02-25776564・傳真／ 02-25789205
郵政劃撥／ 0112263-4

九歌文學網 www.chiuko.com.tw

印刷—— 晨捷印製股份有限公司
法律顧問—— 龍躍天律師 ・ 蕭雄淋律師 ・ 董安丹律師
初版—— 2020 年 11 月
定價—— 320 元
書號—— 0208049
ISBN—— 978-986-99083-5-1
（缺頁、破損或裝訂錯誤，請寄回本公司更換）